LIBIDO FÉMININE

Comprendre, Cultive, et Épanouir Votre Vie Sexuelle, Booster Votre Désir Sexuel

Carla Giacomello

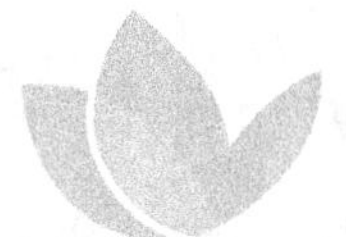

Mise à jour Mai 2023

Dépôt légal Mai 2023

Table des matières

Introduction :

Bienvenue dans un voyage passionnant vers l'épanouissement sensuel et la découverte de votre plein potentiel sexuel. Oui, vous avez bien lu. Ce livre est votre invitation personnelle à plonger dans les profondeurs de votre libido féminine, à explorer les méandres de vos désirs les plus intimes et à embrasser une sexualité épanouissante.

Peut-être vous demandez-vous : "Pourquoi devrais-je m'aventurer dans cette exploration ? Est-ce vraiment nécessaire?" Ma chère, laissez-moi vous dire que votre libido est bien plus qu'un simple aspect de votre vie. C'est une force vitale qui peut raviver votre énergie, stimuler votre confiance en vous et raviver les flammes de votre intimité.

Imaginez un instant ce que cela pourrait signifier pour vous d'être en phase avec vos propres désirs et fantasmes. De vous sentir pleinement connectée à votre corps, de vibrer d'une énergie sensuelle contagieuse et d'exprimer votre sexualité sans aucune inhibition. Imaginez la magie qui pourrait se produire dans votre vie et vos relations lorsque vous embrassez pleinement votre pouvoir sexuel.

Ce guide n'est pas un simple recueil de conseils génériques. Non, il est spécialement conçu pour vous, une femme curieuse et avide de découvrir les secrets qui peuvent libérer votre libido endormie. Vous y trouverez des techniques éprouvées, des exercices pratiques et des conseils précieux pour vous aider à surmonter les obstacles qui pourraient entraver votre épanouissement sexuel.

Préparez-vous à être surprise, chère lectrice. Les pages qui suivent révèlent des approches novatrices, des méthodes alternatives et des conseils perspicaces pour raviver votre désir. Nous explorerons ensemble l'impact de votre image corporelle, la manière dont le stress peut étouffer votre libido et comment améliorer votre communication avec votre partenaire pour créer une intimité profonde.

Mais ce n'est pas tout ! Nous irons au-delà des sentiers battus et aborderons des techniques de stimulation sexuelle qui vous ouvriront de nouvelles dimensions de plaisir. Nous explorerons également les secrets des aphrodisiaques naturels et des pratiques complémentaires pour enrichir votre vie sexuelle de manière inattendue.

Alors, êtes-vous prête à vous lancer dans cette aventure excitante? Êtes-vous prête à embrasser votre propre sexualité avec confiance, curiosité et une audace insoupçonnée ? Ce livre est votre guide, votre complice et votre source d'inspiration. Préparez-vous à découvrir des aspects de vous-même que vous n'avez jamais osé explorer auparavant.

La puissance de votre libido féminine est à portée de main. Les clés sont entre vos doigts. Ouvrez ce livre, plongez dans ses pages et laissez-vous emporter par le voyage qui transformera votre vie intime à jamais.

Votre épanouissement sensuel vous attend. À vous de prendre le premier pas.

Avec passion et promesses d'épanouissement.

Comprendre la libido féminine.

La libido féminine, aussi connue sous le nom de désir sexuel, désigne l'appétit ou l'envie sexuelle ressentie par les femmes. Comprendre la libido féminine est essentiel pour favoriser une vie sexuelle épanouissante et une relation saine avec sa sexualité. C'est un terme qui fait référence à l'énergie sexuelle ou pulsionnelle présente chez la femme. Selon la psychanalyse de Sigmund Freud, la libido représente une force motrice qui influence nos désirs, nos émotions et nos comportements liés à la sexualité. Elle n'est pas simplement liée aux pulsions sexuelles, mais elle englobe également l'énergie psychique qui est investie dans différents aspects de la vie, tels que les relations affectives, la créativité, les aspirations professionnelles, les plaisirs sensoriels, etc. Elle est considérée comme une énergie vitale qui motive nos activités et notre engagement dans le monde. Elle peut varier d'une femme à l'autre en termes d'intensité et de manifestations. Certaines femmes peuvent avoir une libido élevée, ce qui signifie qu'elles ressentent un fort désir et une pulsion sexuelle fréquente, tandis que d'autres peuvent avoir une libido plus faible à cause des différents facteurs biologiques, psychologiques, sociaux et culturels. Chaque femme a sa propre expérience et sa propre relation avec sa libido, et il peut y avoir une grande diversité dans la façon dont elle est vécue et exprimée.

La libido féminine reste un phénomène complexe qui peut être influencé par une variété de facteurs, notamment physiques, psychologiques, hormonaux et relationnels. Chaque femme est unique, et sa libido peut varier en fonction de différents moments de sa vie, de ses expériences personnelles, de son état de santé, de son niveau de stress et de nombreux autres éléments.

Il faut comprendre que la libido féminine ne se résume pas simplement à une réponse sexuelle purement biologique. Les femmes peuvent être influencées par des facteurs émotionnels, tels que l'estime de soi, la confiance, les préoccupations relationnelles, le stress et les problèmes émotionnels.

Les hormones jouent également un rôle clé dans la libido féminine. Les fluctuations hormonales qui se produisent au cours du cycle menstruel, de la grossesse, de la ménopause et d'autres phases de la vie d'une femme peuvent avoir un impact sur son désir sexuel. De plus, les facteurs relationnels et le contexte social peuvent également jouer un rôle significatif. Une relation de confiance, une communication ouverte avec le partenaire, une connexion émotionnelle et un environnement sûr et respectueux peuvent favoriser le désir sexuel chez les femmes.

Comme je l'ai déjà mentionné la libido féminine peut varier d'une personne à l'autre, et il n'existe pas de norme universelle en matière de désir sexuel. Ce qui importe vraiment, c'est que chaque femme apprenne à comprendre et à écouter son propre corps, ses besoins et ses désirs, afin de cultiver une sexualité qui lui est propre et qui lui apporte satisfaction.

Importance de la libido pour le bien-être sexuel.

La libido joue un rôle crucial dans le bien-être sexuel global d'une femme. Voici quelques points clés sur l'importance de la libido :

1. **Épanouissement personnel :** La libido est une partie essentielle de notre nature sexuelle. Lorsque notre libido est équilibrée et satisfaisante, cela contribue à notre épanouissement personnel, à notre confiance en nous et à notre estime de soi. Une libido épanouie peut favoriser une meilleure qualité de vie et une plus grande satisfaction globale.

2. **Intimité et connexion émotionnelle :** La libido est un moteur de l'intimité et de la connexion émotionnelle avec un partenaire. Un désir sexuel partagé et une libido équilibrée facilitent la création d'une intimité profonde et renforcent les liens entre les partenaires. La satisfaction sexuelle mutuelle peut renforcer la complicité, la confiance et la satisfaction générale de la relation.

3. **Santé physique :** La libido peut être un indicateur de la santé globale d'une femme. Une libido saine est souvent associée à une bonne circulation sanguine, à un équilibre hormonal adéquat et à un bien-être physique général. Prendre soin de sa libido peut donc contribuer à maintenir une santé physique optimale.

4. **Réduction du stress :** Une libido épanouie peut être bénéfique pour la gestion du stress. L'activité sexuelle et l'excitation sexuelle libèrent des endorphines, des hormones du bonheur et du bien-être, qui peuvent aider à réduire le stress, à améliorer l'humeur et à favoriser la détente.

5. **Santé émotionnelle :** La libido peut également jouer un rôle important dans la santé émotionnelle d'une femme. Une libido équilibrée et satisfaisante peut contribuer à réduire l'anxiété, à améliorer l'estime de soi et à favoriser une meilleure stabilité émotionnelle. L'expression saine de la sexualité peut apporter une joie et une satisfaction émotionnelle significatives.

Il est essentiel de comprendre que chaque femme a une relation unique avec sa libido, et que son importance peut varier en fonction de ses besoins individuels. Prendre conscience de l'importance de la libido dans notre bien-être sexuel peut nous encourager à accorder une attention particulière à notre propre désir sexuel, à cultiver une sexualité épanouissante et à rechercher l'équilibre nécessaire pour vivre une vie sexuelle épanouie.

▌ Mythes et idées fausses courants sur la libido féminine.

Il existe de nombreux mythes et idées fausses courants sur la libido féminine. Il est primordial de les démystifier afin de promouvoir une compréhension plus précise et respectueuse de la sexualité féminine. Voici quelques-uns des mythes les plus répandus :

1. **Les femmes ont une libido moins élevée que les hommes :** C'est un mythe persistant qui suggère que les femmes ont naturellement moins de désir sexuel que les hommes. En réalité, la libido varie d'une personne à l'autre, indépendamment du genre. Il n'y a pas de norme universelle en matière de libido et de nombreux facteurs, tels que la santé, les hormones, l'état émotionnel et les relations, influencent le désir sexuel chez les femmes.
2. **Les femmes n'ont pas besoin de sexe :** C'est une idée fausse qui sous-entend que les femmes n'ont pas autant besoin de sexe que les hommes. En réalité, les femmes ont des besoins et des désirs sexuels légitimes, tout comme les hommes. La sexualité féminine est tout aussi valable et importante que celle des hommes.
3. **La libido diminue avec l'âge :** Bien qu'il puisse y avoir des changements hormonaux et physiologiques liés à l'âge qui peuvent affecter la libido, de nombreuses femmes conservent un désir sexuel épanoui tout au long de leur vie. L'idée que la libido diminue inévitablement avec l'âge est un mythe. Il est essentiel de prendre en compte les facteurs individuels et de promouvoir une sexualité positive et saine à tous les âges.
4. **La libido est uniquement biologique :** Ce mythe sous-entend que la libido féminine est exclusivement influencée par des facteurs biologiques et hormonaux, ignorant ainsi les aspects psychologiques, relationnels et environnementaux. En réalité, la libido est une expérience multidimensionnelle qui est influencée par une combinaison de facteurs physiologiques, psychologiques et sociaux.
5. **La libido doit être constante :** Un autre mythe courant est l'idée que la libido doit être constante et stable. En réalité, la libido peut varier en fonction de différents facteurs, tels que le cycle menstruel, le stress, l'état de santé et les

fluctuations hormonales. Il est normal que la libido puisse augmenter et diminuer à différents moments de la vie d'une femme.

6. **Les femmes n'initient pas le sexe** : Il s'agit d'un stéréotype selon lequel les femmes ne prennent pas l'initiative dans leur vie sexuelle. En réalité, de nombreuses femmes sont tout à fait capables d'exprimer leur désir et d'initier des rapports sexuels. Le désir sexuel féminin peut être aussi actif et affirmé que celui des hommes.

7. **Les femmes ne pensent pas au sexe** : Ce mythe suggère que les femmes ne pensent pas souvent au sexe ou n'ont pas de fantasmes sexuels. En réalité, les femmes ont des pensées et des fantasmes sexuels tout comme les hommes. Cependant, elles peuvent avoir tendance à les exprimer différemment et peuvent être influencées par des facteurs sociaux et culturels qui limitent leur expression sexuelle.

8. **La libido est liée à l'amour romantique** : Ce mythe implique que la libido féminine est principalement déclenchée par des sentiments d'amour romantique envers un partenaire. En réalité, la libido peut être influencée par une variété de facteurs, notamment le désir physique, l'attraction sexuelle et les stimuli sexuels, indépendamment des sentiments romantiques.

9. **Les femmes n'ont pas de besoins sexuels variés** : Ce mythe suggère que les femmes ont des besoins sexuels simples et peu variés. En réalité, les femmes peuvent avoir une grande diversité de préférences sexuelles et de désirs, tout comme les hommes. Chaque femme a ses propres goûts et désirs uniques en matière de sexualité.

Il est essentiel de reconnaître que chaque femme est unique et que sa libido peut être influencée par divers facteurs. La clé est de promouvoir une compréhension respectueuse et ouverte de la sexualité féminine, en éliminant les stéréotypes et les idées fausses, afin que chaque femme puisse vivre une sexualité épanouissante et satisfaisante à sa manière.

La physionomie de libido en détails :

La physionomie de la libido féminine fait référence aux caractéristiques anatomiques et physiques qui peuvent influencer le désir sexuel :

1. **Hormones** : Les hormones jouent un rôle crucial dans la régulation de la libido féminine. L'augmentation des niveaux d'œstrogène et de progestérone pendant le cycle menstruel peut avoir un impact sur le désir sexuel. De plus, les hormones telles que la testostérone, bien que

présentes en quantités beaucoup plus faibles chez les femmes que chez les hommes, peuvent également jouer un rôle dans la libido.

2. **Circulation sanguine :** Une circulation sanguine adéquate vers les organes génitaux est essentielle pour favoriser une réponse sexuelle saine. Une mauvaise circulation sanguine peut entraîner une diminution de la sensibilité et du désir sexuel.

3. **Sensibilité nerveuse :** Les nerfs dans la région génitale jouent un rôle dans la transmission des sensations sexuelles au cerveau. Une sensibilité nerveuse altérée peut affecter la réponse sexuelle et le désir.

4. **Santé générale :** Une bonne santé physique est souvent associée à une libido saine. Des conditions médicales chroniques, des douleurs, une fatigue excessive ou des problèmes hormonaux peuvent avoir un impact négatif sur la libido.

La psychologie de libido en détails :

La psychologie de la libido féminine est un domaine complexe qui englobe les aspects émotionnels, mentaux et relationnels qui peuvent influencer le désir sexuel d'une femme. Voici quelques points clés pour comprendre en détail la psychologie de la libido féminine :

1. **Facteurs émotionnels :** Les émotions jouent un rôle important dans la libido féminine. Les expériences émotionnelles, telles que le stress, l'anxiété, la dépression, la joie, la tristesse ou la colère, peuvent influencer le désir sexuel d'une femme. Les sentiments de connexion, d'intimité émotionnelle et de sécurité dans une relation peuvent également avoir un impact sur la libido.

2. **Facteurs mentaux :** Les aspects mentaux, tels que les pensées, les fantasmes et les images mentales, peuvent influencer la libido féminine. Les pensées érotiques ou les fantasmes sexuels peuvent augmenter le désir sexuel. Les croyances, les attitudes et les perceptions liées à la sexualité et au corps peuvent également jouer un rôle dans la façon dont une femme vit et exprime sa libido.

3. **Facteurs relationnels :** Les relations interpersonnelles et la qualité de la relation de couple peuvent influencer la libido féminine. Une connexion émotionnelle forte, la communication ouverte et l'intimité émotionnelle avec un partenaire peuvent favoriser le désir sexuel chez une femme. En revanche, des problèmes relationnels, des conflits non résolus, un manque de communication

ou une insatisfaction dans la relation peuvent avoir un impact négatif sur la libido.

4. **Expériences passées et traumas :** Les expériences passées, y compris les traumatismes sexuels, les abus ou les expériences négatives liées à la sexualité, peuvent avoir un impact significatif sur la libido féminine. Ces expériences peuvent engendrer des blocages émotionnels, une diminution de l'estime de soi, de l'anxiété ou des sentiments de vulnérabilité, qui peuvent influencer le désir sexuel.

5. **Facteurs socioculturels :** Les influences socioculturelles, telles que les normes sociales, les attentes culturelles et les messages reçus sur la sexualité des femmes, peuvent également jouer un rôle dans la psychologie de la libido féminine. Les stéréotypes de genre, les idéaux de beauté, les normes sexuelles et les tabous peuvent avoir des effets sur la perception de soi et le désir sexuel d'une femme.

6. **Image corporelle :** L'estime de soi, l'acceptation de son corps et l'image corporelle positive peuvent jouer un rôle significatif dans la confiance et le désir sexuel d'une femme. Des problèmes d'image corporelle négative peuvent avoir un impact sur l'estime de soi et diminuer la libido.

Les étapes du processus psychologique du désir :

Le processus psychologique du désir implique plusieurs étapes et composantes qui interagissent pour susciter et maintenir le désir sexuel. Voici une description générale du processus psychologique du désir :

1. **Excitation initiale :** Le processus du désir débute souvent par une stimulation ou un déclencheur qui attire l'attention et éveille l'intérêt sexuel. Cela peut être dû à une stimulation sensorielle (visuelle, auditive, tactile, olfactive) ou à des pensées, des fantasmes ou des souvenirs érotiques.

2. **Activation émotionnelle :** Le désir sexuel est souvent accompagné d'une activation émotionnelle positive, telle que l'excitation, l'anticipation, la curiosité ou le plaisir. Les émotions jouent un rôle essentiel dans la dynamique du désir et peuvent contribuer à son intensité et à sa direction.

3. **Pensées et fantasmes sexuels :** Le désir est souvent alimenté par des pensées et des fantasmes sexuels. Les images mentales, les souvenirs érotiques et les scénarios imaginaires peuvent stimuler le désir et amplifier l'excitation sexuelle. Ces pensées et fantasmes peuvent varier d'une personne à l'autre en fonction de leurs préférences et de leurs expériences individuelles.

4. **Activation physique** : Le désir sexuel peut s'accompagner de changements physiologiques dans le corps, tels que l'augmentation du rythme cardiaque, la dilatation des vaisseaux sanguins, la lubrification vaginale chez les femmes et l'érection chez les hommes. Ces réponses physiques sont liées à l'excitation sexuelle et peuvent renforcer le désir.

5. **Focalisation de l'attention** : Pendant le désir sexuel, l'attention est généralement concentrée sur des stimuli sexuels pertinents, qu'ils soient réels ou imaginaires. Cela peut entraîner une focalisation intense sur les sensations physiques, les stimuli visuels ou les interactions avec un partenaire.

6. **Motivation et action** : Le désir sexuel motive souvent une personne à rechercher des activités sexuelles ou à initier des interactions intimes avec un partenaire. Il peut conduire à l'engagement dans des comportements sexuels, à l'exploration de nouvelles expériences et à la recherche de satisfaction sexuelle.

Il est important de noter que le processus psychologique du désir peut varier d'une femme à l'autre et d'une situation à l'autre. Les influences culturelles, les expériences personnelles, les facteurs relationnels et les contextes environnementaux peuvent également influencer le processus du désir chez chaque individu.

Le processus de la libido étape par étape.

Permettez-moi de vous expliquer le processus de la libido étape par étape, en prenant en compte les détails les plus minutieux, pour un meilleur éclaircissement pour les débutants :

- **Étape 1** : Désir initial Le processus de la libido commence par un désir initial, une étincelle qui éveille l'intérêt sexuel. Ce désir peut être déclenché par une variété de stimuli, tels que des pensées, des fantasmes, des stimuli visuels, auditifs ou tactiles, ou même des interactions sociales agréables avec un partenaire potentiel.
- **Étape 2** : Excitation sexuelle Lorsque le désir initial est présent, il peut entraîner une réponse physiologique d'excitation sexuelle. Cette étape comprend des changements dans le corps tels que l'augmentation du flux sanguin vers les organes génitaux, la lubrification vaginale chez les femmes, l'érection du clitoris, et une augmentation du rythme cardiaque et de la respiration.
- **Étape 3** : Plateau, Le plateau est une phase de transition entre l'excitation sexuelle initiale et l'orgasme. Pendant cette étape, les sensations sexuelles atteignent leur intensité maximale et se maintiennent à un niveau élevé pendant une certaine période. La respiration, la fréquence cardiaque et la tension musculaire augmentent davantage, préparant le corps à l'orgasme.

- > **Étape 4 :** Orgasme L'orgasme est le point culminant du processus de la libido. Il s'agit d'une sensation intense de plaisir sexuel qui se manifeste par des contractions rythmiques des muscles pelviens, un relâchement musculaire, des vagues de plaisir intense et des sensations orgasmiques. L'orgasme peut être atteint par la stimulation du clitoris, du point G, de l'anus ou d'autres zones érogènes.
- > **Étape 5 :** Résolution Après l'orgasme, le corps entre dans une phase de résolution, où les rythmes cardiaque et respiratoire, ainsi que les sensations corporelles, retournent progressivement à leur état de repos. Cette phase peut varier en durée d'une personne à l'autre.

Prenez en considération que le processus de la libido peut être influencé par de nombreux facteurs, tels que les hormones, l'état de santé général, les émotions, les expériences passées, la relation avec un partenaire et le contexte social. Chaque femme est unique, et son processus de libido peut varier en fonction de ces facteurs individuels. Il est également crucial de souligner que la libido féminine ne suit pas nécessairement un modèle linéaire à chaque fois. Certaines femmes peuvent expérimenter des variations dans le processus, des fluctuations dans le désir sexuel et des réponses individuelles qui leur sont propres.

En comprenant ces différentes étapes du processus de la libido, vous pouvez commencer à développer une meilleure conscience de votre propre désir sexuel et être plus à l'écoute de vos besoins et de vos réactions. Rappelez-vous que la sexualité est un voyage personnel et qu'il est important d'explorer et de respecter vos propres limites et préférences.

Les troubles du désir sexuel.

Les pannes de libido, également connues sous le nom de troubles du désir sexuel, peuvent se produire à différentes étapes du processus psychologique du désir. Voici quelques exemples de moments où des problèmes de libido peuvent survenir :

1. **Excitation initiale :** Les pannes de libido peuvent se manifester dès le stade de l'excitation initiale. Une personne peut avoir du mal à ressentir un intérêt ou une attirance sexuelle face à des stimuli ou des déclencheurs habituellement excitants. Elle peut éprouver une absence d'envie sexuelle ou une difficulté à s'engager dans des activités sexuelles.

2. **Activation émotionnelle :** Les problèmes de libido peuvent également se produire au niveau de l'activation émotionnelle. Une personne peut éprouver une diminution générale de l'excitation sexuelle ou un manque d'émotions positives liées au désir sexuel. Elle peut se sentir moins enthousiaste, moins curieuse ou moins émotionnellement engagée dans la dimension sexuelle de sa vie.

3. **Pensées et fantasmes sexuels :** Les pannes de libido peuvent affecter la sphère des pensées et des fantasmes sexuels. Une personne peut avoir des difficultés à avoir des pensées ou des fantasmes sexuels, ou à les trouver excitants. Elle peut se sentir mentalement bloquée ou avoir du mal à stimuler son désir par le biais de son imagination érotique.

4. **Activation physique :** Les problèmes de libido peuvent également toucher la réponse physique du corps à l'excitation sexuelle. Une personne peut éprouver des difficultés à ressentir des changements physiologiques typiques de l'excitation sexuelle, comme une lubrification insuffisante chez les femmes ou une difficulté à maintenir une érection chez les hommes.

5. **Focalisation de l'attention :** Les pannes de libido peuvent entraîner une difficulté à maintenir une focalisation de l'attention sur des stimuli sexuels ou à se sentir captivée par des expériences sexuelles. Une personne peut avoir du mal à rester concentrée sur les sensations physiques ou à être pleinement présente lors d'activités sexuelles.

6. **Motivation et action :** Les problèmes de libido peuvent entraîner une diminution de la motivation sexuelle et de l'initiative pour rechercher ou initier des activités sexuelles. Une personne peut se sentir moins motivée ou moins encline à s'engager dans des comportements sexuels.

Il est important de noter que les pannes de libido peuvent être influencées par de nombreux facteurs, tels que le stress, la fatigue, les troubles de l'humeur, les problèmes relationnels, les changements hormonaux, les traitements médicaux, les effets secondaires de médicaments, les traumatismes sexuels passés, et bien d'autres encore. Dans certains cas, il peut être utile de consulter un professionnel de la santé, comme un médecin ou un thérapeute, pour évaluer les causes sous-jacentes des problèmes de libido et explorer des approches de traitement appropriées.

Il faut noter que ces aspects interagissent de manière complexe et que la libido féminine est une expérience individuelle. Chaque femme est unique, et il est essentiel de prendre en compte ses propres besoins, préférences et limites lorsqu'il s'agit de booster sa libido. Les techniques et approches présentées dans ce livre ne sont que des suggestions et des pistes à explorer. Il est important d'écouter son corps, de se respecter et de communiquer ouvertement avec son/sa partenaire pour créer une expérience sexuelle épanouissante.

Auto-évaluation de la libido et des principales préoccupations :

Instructions: Cette auto-évaluation vise à vous aider à évaluer votre propre libido et à identifier vos principales préoccupations en matière de sexualité. Veuillez noter que cette évaluation est subjective et qu'il est important de consulter un professionnel de la santé ou un thérapeute sexuel pour des préoccupations spécifiques. Répondez honnêtement aux questions suivantes en utilisant une échelle de 1 à 5, où 1 signifie "pas du tout" et 5 signifie "tout le temps" ou "extrêmement".

1. **Fréquence du désir sexuel:**

    - À quelle fréquence ressentez-vous le désir d'avoir des relations sexuelles?
    - À quelle fréquence pensez-vous à des situations sexuelles ou érotiques?

2. **Niveau d'excitation sexuelle:**

    - À quelle fréquence ressentez-vous une excitation sexuelle spontanée?
    - À quelle fréquence ressentez-vous une excitation sexuelle en réponse à des stimuli sexuels?

3. **Satisfaction sexuelle:**

    - À quelle fréquence êtes-vous satisfait(e) de votre vie sexuelle actuelle?
    - À quelle fréquence atteignez-vous le niveau de satisfaction sexuelle que vous recherchez?

4. **Fantasmes sexuels:**

    - À quelle fréquence avez-vous des fantasmes sexuels?
    - À quel point êtes-vous à l'aise avec vos fantasmes et leur expression?

5. **Préoccupations sexuelles:**

    - Avez-vous des préoccupations concernant votre libido ou votre vie sexuelle?
    - Quelles sont vos principales préoccupations? (par exemple, baisse de la libido, difficulté à atteindre l'orgasme, problèmes d'érection, manque d'intérêt pour le sexe, etc.)

Analyse des résultats:

Score faible : 1-2 | **Score moyen :** 3 | **Score élevé :** 4-5

Une fois que vous avez répondu à toutes les questions, vous pouvez examiner vos réponses et analyser les résultats de votre auto-évaluation. Voici quelques points à considérer:

- **Fréquence du désir sexuel:** Si vous avez noté une fréquence de désir sexuel plus faible que ce que vous considérez comme souhaitable, cela peut être une indication de fluctuations normales ou de préoccupations potentielles.
- **Niveau d'excitation sexuelle:** Une faible excitation sexuelle spontanée ou en réponse à des stimuli peut être le signe d'une préoccupation sous-jacente.
- **Satisfaction sexuelle:** Si vous n'êtes pas satisfait(e) de votre vie sexuelle actuelle ou si vous n'atteignez pas le niveau de satisfaction que vous recherchez, cela peut être le signe de problèmes à résoudre.
- **Fantasmes sexuels:** L'existence et le degré de confort avec vos fantasmes peuvent indiquer votre niveau d'exploration et de satisfaction sexuelle.
- **Préoccupations sexuelles:** Identifiez vos principales préoccupations et considérez si elles nécessitent une attention supplémentaire ou un suivi professionnel.

N'oubliez pas que cette auto-évaluation ne remplace pas les conseils d'un professionnel de la santé ou d'un thérapeute sexuel. Si vous avez des inquiétudes ou des questions, il est recommandé de consulter un expert dans le domaine de la sexualité pour une évaluation plus approfondie et des conseils personnalisés.

Réflexion personnelle sur sa propre libido et ses attentes .

La libido et les attentes en matière de sexualité sont des sujets intimes et personnels. Dans cette réflexion personnelle, je vais explorer ma propre libido et discuter de mes attentes en matière de sexualité. Veuillez noter que ces réflexions sont spécifiques à moi-même et peuvent différer d'une personne à l'autre.

Ma libido:

Ma libido est une partie naturelle de ma vie et varie en fonction de divers facteurs tels que mon état de santé, mon niveau de stress, mes émotions et mon environnement. Je reconnais que ma libido peut fluctuer et qu'elle n'est pas toujours constante. Il y a des moments où mon désir sexuel est plus élevé et d'autres moments où il est plus bas. J'essaie d'être attentif à ces variations et d'écouter mon corps et mes besoins.

Mes attentes:

En ce qui concerne mes attentes en matière de sexualité, je pense qu'il est important d'avoir une communication ouverte, honnête et respectueuse avec mon partenaire. Je crois fermement au consentement mutuel et au respect des limites personnelles. Je m'attends à ce que les relations sexuelles soient une expérience consensuelle où les besoins, les désirs et les limites de chaque personne sont pris en compte.

Je souhaite également que les relations sexuelles soient une source de plaisir et d'épanouissement pour moi et mon partenaire. J'accorde de l'importance à l'intimité émotionnelle et à la connexion avec mon partenaire pendant les moments intimes. Je crois que la confiance, la complicité et la compréhension mutuelle sont des éléments clés pour une relation sexuelle épanouissante.

Je suis ouverte à l'exploration et à l'évolution de ma sexualité. Je reconnais que les préférences, les fantasmes et les désirs peuvent changer au fil du temps, et je suis prête à m'adapter et à communiquer avec mon partenaire pour maintenir une relation sexuelle satisfaisante.

En conclusion, ma libido est une part naturelle de ma vie et elle peut varier en fonction de différents facteurs. Mes attentes en matière de sexualité incluent une communication ouverte et respectueuse, le consentement mutuel, le respect des limites personnelles, le plaisir partagé, l'intimité émotionnelle et la satisfaction mutuelle. Je suis ouverte à l'évolution de ma sexualité et prête à explorer de nouvelles dimensions avec mon partenaire.

Partie I: Facteurs psychologiques et relationnels.

La libido féminine est un aspect complexe et multifactoriel de la sexualité humaine. Comprendre les facteurs psychologiques et relationnels qui peuvent inhiber la libido chez les femmes revêt une importance capitale pour la santé sexuelle et le bien-être individuel. Cette introduction vise à explorer les causes les plus courantes de la diminution du désir sexuel chez les femmes du point de vue psychologique et relationnel.

La sexualité féminine a longtemps été un sujet entouré de tabous et de stéréotypes culturels. Cependant, ces dernières années, la recherche scientifique et la sensibilisation accrue ont permis de mieux comprendre les facteurs influençant la libido féminine. Parmi ces facteurs, les aspects psychologiques et relationnels ont été identifiés comme des éléments clés qui peuvent affecter le désir sexuel chez les femmes.

Les facteurs psychologiques tels que le stress, la fatigue, l'anxiété et la dépression peuvent avoir un impact significatif sur la libido féminine. Les exigences quotidiennes, qu'elles soient d'ordre professionnel, familial ou personnel, peuvent entraîner une détresse psychologique qui se traduit par une diminution du désir sexuel. De plus, une image corporelle négative, des préoccupations concernant l'apparence physique et une mauvaise estime de soi peuvent également contribuer à l'inhibition de la libido féminine.

Parallèlement, les facteurs relationnels jouent un rôle crucial dans la santé sexuelle des femmes. Les conflits, les problèmes de communication, le manque d'intimité émotionnelle et les problèmes de confiance au sein d'une relation peuvent entraîner une diminution du désir sexuel. De même, les expériences sexuelles négatives passées, comme les traumatismes ou les abus, peuvent engendrer une aversion ou une anxiété sexuelle, inhibant ainsi le désir chez les femmes.

Comprendre ces causes psychologiques et relationnelles de l'inhibition de la libido chez les femmes revêt une importance considérable tant d'un point de vue clinique que thérapeutique. En identifiant ces facteurs, les professionnels de la santé et les thérapeutes sexuels peuvent proposer des interventions ciblées et adaptées pour aider les femmes à retrouver une libido épanouissante et une satisfaction sexuelle.

Cette revue se propose d'explorer en détail les causes psychologiques et relationnelles de l'inhibition de la libido chez les femmes. En examinant les études existantes et en recoupant les données, nous espérons contribuer à une meilleure compréhension de ces facteurs et à l'élaboration de stratégies d'intervention efficaces pour promouvoir la santé sexuelle des femmes.

Stress et fatigue :

Le stress quotidien, qu'il soit d'ordre professionnel, familial ou personnel, peut entraîner une diminution du désir sexuel. La fatigue physique et mentale peut également jouer un rôle en réduisant l'énergie et l'intérêt pour l'activité sexuelle.

Comment le stress inhibe la libido ?

- **Étape 1 :** Compréhension du stress et de ses effets sur le corps Le stress est une réponse naturelle du corps face à des situations perçues comme menaçantes ou stressantes. Lorsque nous sommes stressés, notre corps libère des hormones telles que le cortisol, qui préparent notre organisme à réagir rapidement. Cependant, une exposition prolongée au stress peut avoir des effets néfastes sur notre santé globale, y compris notre libido. Lorsque vous faites face à un stress intense et constant, comme des échéances professionnelles serrées ou des problèmes relationnels, votre corps peut se retrouver dans un état d'alerte constant. Cela peut épuiser votre énergie physique et mentale, rendant difficile la disponibilité pour l'activité sexuelle et l'expression de la libido.

Métaphore : Imaginez que votre corps soit une voiture. Le stress est comme une accélération soudaine et prolongée. Cela peut épuiser le moteur et les autres systèmes de la voiture, réduisant ainsi ses performances générales.

- **Étape 2 :** Impact du stress sur le système hormonal Le stress chronique peut perturber l'équilibre hormonal de notre corps, ce qui peut influencer notre libido. Le cortisol, également connu comme l'hormone du stress, peut supprimer la production d'autres hormones impliquées dans le désir sexuel, telles que la testostérone. Des études ont montré que des niveaux élevés de cortisol dans le corps étaient associés à une diminution de la libido chez les femmes. Lorsque nous sommes constamment stressés, le cortisol peut perturber les niveaux hormonaux naturels, créant un déséquilibre qui peut réduire notre désir sexuel.

  Métaphore : Pensez au cortisol comme à un interrupteur qui réduit la production d'autres hormones nécessaires pour stimuler la libido. Lorsque le niveau de cortisol est élevé, le désir sexuel peut être mis en sourdine.

- **Étape 3 :** Impact psychologique du stress sur la libido Le stress peut également avoir un impact psychologique sur notre libido. Lorsque nous sommes stressés, notre attention et notre énergie mentale sont souvent focalisées sur les problèmes qui nous préoccupent, ce qui peut rendre difficile la détente et la concentration sur l'intimité sexuelle. Si vous avez des soucis financiers, des problèmes familiaux ou des préoccupations professionnelles qui occupent votre esprit, il peut être difficile de vous détendre et de vous engager pleinement dans une relation sexuelle. Le stress peut créer une barrière psychologique qui inhibe le désir et l'excitation sexuels.

  Métaphore : Imaginez que votre esprit soit un ordinateur. Lorsque vous êtes stressé, plusieurs programmes sont en cours d'exécution en même temps, utilisant toutes les ressources mentales disponibles. Cela peut rendre difficile de passer en mode "intimité" et de se connecter avec votre partenaire.

- **Étape 4 :** Gestion du stress pour restaurer la libido Il est essentiel de trouver des stratégies de gestion du stress efficaces pour restaurer la libido. Cela peut inclure des techniques de relaxation, comme la respiration profonde, la méditation ou le yoga, ainsi que la mise en place de limites et de mécanismes de soutien pour réduire le stress dans votre vie quotidienne. En pratiquant régulièrement des techniques de gestion du stress, vous pouvez réduire les niveaux de cortisol dans votre corps et rétablir un équilibre hormonal sain. Cela peut aider à libérer votre énergie mentale et émotionnelle, vous permettant de vous reconnecter avec votre libido et de profiter d'une vie sexuelle épanouissante.

Métaphore : Pensez à la gestion du stress comme à une pause dans la course effrénée de la vie. En prenant le temps de ralentir, de respirer et de vous détendre, vous permettez à votre corps et à votre esprit de récupérer et de retrouver un équilibre plus sain.

En conclusion, le stress chronique peut inhiber la libido en perturbant les équilibres hormonaux, en créant des tensions psychologiques et en détournant notre attention des relations intimes. En comprenant les effets du stress sur notre corps et notre esprit, nous pouvons mettre en place des stratégies de gestion du stress pour restaurer notre libido et promouvoir notre bien-être sexuel.

Les techniques de gestion du stress.

La gestion du stress est essentielle pour favoriser une vie équilibrée, épanouissante et une santé sexuelle satisfaisante. Les techniques de gestion du stress peuvent aider à réduire les tensions quotidiennes, à restaurer l'équilibre émotionnel et à libérer l'énergie nécessaire pour maintenir une libido épanouissante chez les femmes.

1.   Pratique de la relaxation musculaire progressive :

La relaxation musculaire progressive consiste à contracter et à relâcher les muscles de différentes parties du corps pour favoriser la relaxation profonde. Cela permet de réduire la tension musculaire associée au stress et de favoriser une sensation de calme.

Métaphore : Imaginez-vous comme un ballon que l'on gonfle et dégonfle. En contractant vos muscles, vous accumulez la tension comme si vous gonfliez le ballon. En relâchant ensuite les muscles, vous laissez la tension s'échapper, comme si vous dégonfliez le ballon, vous permettant ainsi de vous sentir plus détendue.

Exemple de mise en pratique : Asseyez-vous ou allongez-vous confortablement. Commencez par les muscles de vos pieds, contractez-les pendant quelques secondes, puis relâchez-les complètement. Remontez progressivement en contractant et en relâchant les muscles de chaque partie de votre corps, des jambes jusqu'à la tête. Prenez le temps de ressentir la détente à chaque relâchement musculaire.

2.   Méditation :

La méditation est une pratique qui vise à cultiver une conscience présente et une attention focalisée. Elle peut réduire l'activité du système nerveux sympathique, responsable de la réponse au stress, et augmenter l'activité du système nerveux parasympathique, qui favorise la relaxation.

Métaphore : Imaginez votre esprit comme un ciel chargé de nuages. La méditation vous permet de regarder les nuages passer sans vous attacher à eux. Vous pouvez observer les pensées et les émotions qui surgissent, mais vous les laissez également s'évanouir, vous permettant de cultiver une présence détachée.

Exemple de mise en pratique : Asseyez-vous dans une position confortable, fermez les yeux et concentrez-vous sur votre respiration. Observez le mouvement naturel de votre respiration, sans essayer de la changer. Lorsque des pensées ou des distractions surviennent, reconnaissez-les simplement et laissez-les passer, en ramenant doucement votre attention à votre respiration.

3. Techniques de respiration :

Les techniques de respiration, telles que la respiration profonde ou la respiration abdominale, activent le système nerveux parasympathique, responsable de la relaxation et de la régulation du stress. Cela peut réduire la fréquence cardiaque, la pression artérielle et favoriser un état de calme.

Métaphore : Pensez à votre respiration comme à une vague qui se retire et se rapproche du rivage. Lorsque vous inspirez, la vague se rapproche, remplissant vos poumons d'air. Lorsque vous expirez, la vague se retire, emportant avec elle les tensions et le stress.

Exemple de mise en pratique : Asseyez-vous confortablement, les pieds à plat sur le sol. Placez une main sur votre ventre et l'autre sur votre poitrine. Inspirez profondément par le nez en faisant en sorte que votre ventre se soulève, puis expirez lentement par la bouche en laissant votre ventre redescendre. Continuez à respirer profondément pendant quelques minutes, en vous concentrant sur les sensations de votre respiration.

4. Exercice physique régulier :

L'exercice physique régulier stimule la production d'endorphines, des neurotransmetteurs qui agissent comme des analgésiques naturels et améliorent l'humeur. L'activité physique peut également réduire les niveaux de cortisol, l'hormone du stress, et favoriser la relaxation.

Métaphore : Pensez à votre corps comme à une machine qui fonctionne à plein régime lorsque vous faites de l'exercice. Les mouvements rythmés et l'effort physique libèrent de l'énergie positive, comme si vous donniez de l'essence à votre moteur, vous permettant de vous sentir revitalisé(e) et plus en équilibre.

Exemple de mise en pratique : Choisissez une activité physique que vous aimez, comme la marche, la danse, le vélo ou le yoga. Planifiez régulièrement des séances d'exercice dans votre emploi du temps. Commencez par des sessions de 15 à 30 minutes et augmentez progressivement la durée et l'intensité. L'objectif est de bouger régulièrement pour ressentir les bienfaits de l'activité physique sur votre bien-être et votre libido. Vous devez choisir un sport qui vous convient et qui convient votre âge, conditions de santé.

5. Pratique du yoga :

Le yoga combine des postures physiques (asanas), des mouvements fluides et des techniques de respiration. Cela peut aider à réduire le stress en stimulant le système nerveux parasympathique, en augmentant la flexibilité corporelle et en favorisant la relaxation mentale.

Métaphore : Imaginez-vous comme une branche d'arbre qui se balance doucement dans le vent. Le yoga vous permet de trouver votre équilibre intérieur, de vous étirer et de vous détendre, vous permettant de retrouver une harmonie entre votre corps et votre esprit.

Exemple de mise en pratique : des étapes de la pratique de yoga centrée sur la détente et la réduction du stress :

- **Préparation :** Trouvez un espace calme et dégagé pour pratiquer le yoga.
- **Respiration consciente :** Asseyez-vous confortablement, fermez les yeux et concentrez-vous sur votre respiration, en prenant des respirations lentes et profondes.
- **Étirements doux :** Effectuez des étirements doux pour détendre le corps, comme des rotations des épaules et des inclinaisons de la tête.
- **Posture de l'enfant (Balasana) :** Asseyez-vous sur vos talons, pliez le buste en avant et étirez les bras devant vous, en reposant le front au sol.
- **Posture de l'arbre (Vrikshasana) :** Placez-vous debout, équilibrez-vous sur une jambe et placez l'autre pied contre la cuisse opposée, en positionnant les mains en prière devant la poitrine.
- **Posture de relaxation finale (Savasana) :** Allongez-vous sur le dos, les bras légèrement écartés, et détendez chaque partie du corps, en vous concentrant sur la respiration et en laissant aller les tensions.
- Prenez un moment pour rester allongé(e) sur le sol, puis roulez sur le côté droit et asseyez-vous lentement.

Ces étapes simples vous permettent de vous détendre, d'étirer le corps et de cultiver une présence calme et consciente. N'hésitez pas à ajuster les postures en fonction de votre niveau de confort et à adapter la séquence selon vos besoins.

Important : Je tiens à préciser que la pratique du yoga peut être abordée sans aucune connotation religieuse ou spirituelle. Le yoga en lui-même est une discipline qui peut être considérée comme un moyen d'hygiène physique et mentale, axé sur la détente, la flexibilité et le bien-être.

6. Établissement de limites :

Établir des limites claires et savoir dire "non" lorsque nécessaire est essentiel pour réduire le stress lié à une surcharge de travail ou à des obligations excessives. Cela permet de préserver son énergie mentale et émotionnelle, favorisant ainsi une meilleure gestion du stress et une disponibilité accrue pour l'intimité sexuelle.

Métaphore : Imaginez-vous comme un gardien de phare qui allume et éteint la lumière en fonction de vos propres besoins. Établir des limites revient à réguler la lumière qui brille à l'extérieur et à l'intérieur de votre phare, préservant ainsi votre énergie pour ce qui compte le plus.

Exemple de mise en pratique : Identifiez vos priorités et déterminez ce qui est essentiel pour votre bien-être. Apprenez à dire "non" lorsque vous vous sentez dépassé(e) ou lorsque vous avez besoin de prendre du temps pour vous-même. Communiquez clairement vos limites à votre entourage et ne vous sentez pas coupable de préserver votre temps et votre énergie.

7. Gestion du temps :

La gestion efficace du temps permet de réduire le stress associé à la procrastination, à la surcharge de travail et aux échéances serrées. En organisant vos tâches et en établissant des priorités, vous pouvez réduire les pressions et libérer du temps pour des activités relaxantes et pour l'intimité sexuelle.

Métaphore : Imaginez votre journée comme un puzzle que vous assemblez soigneusement. Chaque pièce représente une tâche ou une responsabilité. En organisant et en gérant ces pièces avec soin, vous pouvez créer un tableau équilibré et harmonieux, qui laisse de la place pour les moments de détente et de connexion intime.

Exemple de mise en pratique : Utilisez des outils de gestion du temps tels que des agendas, des listes de tâches et des planificateurs pour organiser votre emploi du temps. Identifiez les tâches les plus importantes et fixez-vous des délais réalistes. Allouez du temps spécifique pour les activités relaxantes et l'intimité avec votre partenaire. Priorisez l'équilibre entre les obligations et les moments de détente.

8. Support social :

Maintenir des relations positives et nourrissantes peut aider à réduire le stress en offrant un soutien émotionnel et des occasions de partage. Les interactions sociales positives peuvent stimuler la libération d'ocytocine, une hormone qui favorise le bien-être et la connexion avec les autres.

Métaphore : Imaginez-vous comme un jardin qui a besoin de soins et d'attention pour s'épanouir. Vos relations sociales sont comme les rayons du soleil et l'eau qui nourrissent votre jardin, favorisant une croissance saine et un épanouissement personnel.

Exemple de mise en pratique : Investissez du temps dans des relations significatives et positives. Entretenez des liens avec vos proches, planifiez des activités ensemble et partagez vos joies et vos préoccupations. Recherchez des groupes de soutien ou des communautés en ligne qui partagent vos intérêts et offrent un espace d'échange.

9. Sommeil adéquat :

Le sommeil de qualité et une routine de sommeil régulière sont essentiels pour réduire le stress et restaurer l'énergie. Un bon sommeil favorise la régulation hormonale, y compris la production d'hormones liées à la libido et à la régulation de l'humeur.

Métaphore : Pensez à votre sommeil comme à une recharge de batterie pendant la nuit. Lorsque vous obtenez un sommeil de qualité, vous permettez à votre corps et à votre esprit de se recharger, de se réparer et de se préparer à une nouvelle journée remplie de vitalité.

Exemple de mise en pratique : Établissez une routine de sommeil régulière en vous couchant et en vous levant à des heures similaires chaque jour. Créez un environnement propice au sommeil, avec une chambre fraîche, sombre et silencieuse. Évitez les écrans et les stimuli stressants avant de vous coucher. Si vous avez des difficultés à dormir, consultez un professionnel de la santé pour des conseils supplémentaires.

10. Évitement des stimulants nocifs :

La consommation excessive de caféine, d'alcool et d'autres stimulants peut augmenter les niveaux de stress et perturber l'équilibre hormonal, y compris la libido. La modération et une consommation consciente de ces substances peuvent favoriser une meilleure régulation du stress.

Métaphore : Imaginez-vous comme un jardin qui a besoin d'une irrigation équilibrée. Les stimulants nocifs sont comme un arrosage excessif qui noie les plantes. En consommant ces substances de manière modérée et consciente, vous pouvez maintenir un équilibre sain dans votre jardin intérieur.

Exemple de mise en pratique : Soyez consciente de votre consommation de caféine et d'alcool. Limitez la quantité de ces substances et observez comment elles peuvent influencer votre niveau de stress et votre bien-être. Écoutez votre corps et ajustez votre consommation en fonction de ce qui vous convient le mieux.

11. Temps de loisirs et de détente :

Accorder du temps régulièrement à des activités agréables et relaxantes favorise la réduction du stress et contribue à une meilleure connexion avec sa sexualité. Ces moments de détente permettent de relâcher les tensions accumulées, de stimuler la production d'endorphines et d'améliorer l'humeur.

Métaphore : Pensez à votre vie comme à une partition musicale. Les moments de loisirs et de détente sont comme des pauses dans la mélodie, permettant de créer un rythme équilibré et harmonieux.

Exemple de mise en pratique : Identifiez les activités qui vous procurent du plaisir et de la détente, qu'il s'agisse de lire un livre, de prendre un bain chaud, de pratiquer un hobby créatif ou de faire une promenade en nature. Allouez régulièrement du temps dans votre emploi du temps pour vous adonner à ces activités et savourez ces moments de relaxation.

Note : Chaque personne est unique, et il est important de trouver les techniques de gestion du stress qui fonctionnent le mieux pour vous. N'hésitez pas à expérimenter différentes approches et à adapter ces techniques en fonction de vos besoins et de votre situation individuelle.

Dépression et anxiété :

Les troubles de l'humeur tels que la dépression et l'anxiété peuvent avoir un effet inhibiteur sur la libido féminine. Les symptômes de ces troubles, tels que la perte d'intérêt général, la fatigue, les troubles du sommeil et les changements d'appétit, peuvent également se manifester dans la sphère sexuelle.

Étape 1 : Comprendre la relation entre la dépression, l'anxiété et la libido.

La dépression et l'anxiété sont des troubles de l'humeur qui peuvent avoir un impact significatif sur la libido féminine. Ces troubles peuvent entraîner une perte d'intérêt général, une fatigue persistante, une diminution du plaisir et une détérioration de la satisfaction sexuelle. Les symptômes tels que la tristesse, l'anxiété, la diminution de l'estime de soi et les troubles du sommeil peuvent également affecter le désir sexuel.

- **Métaphore :** Pensez à votre libido comme à une flamme qui brûle à l'intérieur de vous. Lorsque la dépression ou l'anxiété s'installe, elle peut éteindre cette flamme, réduisant ainsi votre désir et votre plaisir sexuel. En prenant des mesures pour gérer ces troubles, vous pouvez rallumer cette flamme et raviver votre libido.
- **Exemple de mise en pratique :** Identifiez les symptômes de dépression ou d'anxiété que vous ressentez et notez comment ils peuvent influencer votre libido. Prenez conscience de l'impact de ces troubles sur votre vie sexuelle et utilisez cette prise de conscience comme motivation pour chercher des solutions.
- **La respiration consciente :** Lorsque vous vous sentez anxieuse, prenez quelques instants pour vous concentrer sur votre respiration. Inspirez profondément par le nez, retenez votre souffle pendant quelques secondes, puis expirez lentement par la bouche. Cette technique peut vous aider à vous calmer et à réduire l'anxiété.
- **La focalisation sur le moment présent :** Pratiquez la pleine conscience en vous concentrant sur le moment présent. Portez attention à vos sensations corporelles, à votre environnement et à vos pensées sans jugement. Cela peut vous aider à vous détacher de l'anxiété et à vous recentrer sur l'instant présent.

Étape 2 : Pratiquez l'autogestion de la dépression et de l'anxiété.

En plus de la prise en charge professionnelle, il existe des techniques d'autogestion qui peuvent vous aider à gérer la dépression et l'anxiété au quotidien. Cela peut inclure des pratiques telles que la thérapie cognitivo-comportementale, l'exercice physique régulier, la relaxation, la méditation, la gestion du stress et l'adoption de modes de vie sains.

Exemple de mise en pratique : Identifiez les techniques d'autogestion qui vous conviennent le mieux, telles que la pratique régulière d'exercices de relaxation, de méditation ou de respiration profonde. Intégrez ces pratiques dans votre routine quotidienne pour réduire les symptômes de la dépression et de l'anxiété, et observez comment cela peut avoir un impact positif sur votre libido.

La thérapie cognitivo-comportementale (TCC)

C'est une approche thérapeutique efficace pour la gestion de la dépression et de l'anxiété. Elle se base sur le principe que nos pensées, émotions et comportements sont interconnectés, et vise à identifier et modifier les schémas de pensée négatifs, développer des stratégies de gestion du stress et adopter des comportements plus adaptatifs. Voici une fiche pratique détaillée pour mettre en pratique la TCC dans la gestion de la dépression et de l'anxiété :

1. **Identifier les schémas de pensée négatifs :** Les schémas de pensée négatifs sont des modèles de pensées automatiques et récurrentes qui contribuent à la dépression et à l'anxiété. Ils peuvent inclure des pensées catastrophiques, des distorsions cognitives (comme la généralisation excessive ou la pensée dichotomique), ou des croyances limitantes sur soi-même et sur le monde. L'identification de ces schémas est le premier pas vers leur modification. **Par exemple :** Tenez un journal de vos pensées pendant quelques jours. Identifiez les schémas de pensée négatifs récurrents qui apparaissent régulièrement. Par exemple, vous pourriez remarquer que vous avez souvent des pensées catastrophiques lorsque vous vous retrouvez dans des situations sociales. Notez ces pensées et les émotions qui y sont associées.

2. **Remplacer les schémas de pensée négatifs par des pensées réalistes et positives :** Une fois les schémas de pensée négatifs identifiés, vous pouvez commencer à les défier et à les remplacer par des pensées réalistes et positives. Cela peut être fait en évaluant les preuves réelles qui soutiennent les pensées négatives et en cherchant des preuves contraires. Vous pouvez également développer des affirmations positives et réalistes pour renforcer une vision plus équilibrée de vous-même et du monde. **Par Exemple :** Prenez une pensée négative récurrente que vous avez identifiée, comme "Je suis un échec total". Passez en revue les preuves réelles qui soutiennent cette pensée et cherchez des preuves contraires. Par exemple, vous pourriez vous rappeler des moments où vous avez réussi dans des situations similaires ou des compliments que vous

avez reçus pour vos réalisations. Remplacez la pensée négative par une affirmation positive et réaliste, telle que "J'ai mes compétences et mes réussites, et je peux apprendre et grandir à partir de mes expériences".

3. **Développer des stratégies de gestion du stress :** La TCC met l'accent sur le développement de stratégies de gestion du stress pour faire face aux symptômes de dépression et d'anxiété. Cela peut inclure des techniques de relaxation, des exercices de respiration, la résolution de problèmes, la planification d'activités agréables, la gestion du temps, etc. Ces stratégies aident à réduire le stress quotidien et à augmenter le sentiment de contrôle. **Par exemple :** Identifiez une situation stressante récurrente dans votre vie, comme les réunions de travail. Utilisez la technique de la résolution de problèmes pour trouver des solutions. Par exemple, vous pourriez planifier à l'avance, préparer votre matériel et pratiquer des techniques de relaxation avant la réunion. Ensuite, mettez en pratique ces stratégies lors de la prochaine réunion, en restant calme et en utilisant vos techniques de relaxation lorsque le stress monte.

4. **Mettre en pratique les compétences acquises :** La mise en pratique des compétences acquises en TCC est essentielle pour voir des résultats durables. Cela implique l'application régulière des nouvelles pensées, comportements et stratégies de gestion du stress dans votre vie quotidienne. Avec la pratique, ces nouvelles compétences deviendront de plus en plus automatiques et intégrées dans votre manière de penser et d'agir. **Par exemple :** Choisissez une compétence que vous avez développée lors de la TCC, comme la modification de vos pensées négatives. Mettez en pratique cette compétence dans votre vie quotidienne en identifiant et en remplaçant activement les pensées négatives par des pensées positives et réalistes. Par exemple, lorsque vous vous surprenez en train de penser "Je ne peux pas le faire", remplacez cette pensée par "Je peux apprendre et grandir à partir de mes erreurs, et je vais essayer de mon mieux".

Note : Chaque femme est unique, et il est important de trouver les techniques d'autogestion qui fonctionnent le mieux pour vous. N'hésitez pas à expérimenter différentes approches et à adapter ces techniques en fonction de vos besoins et de votre situation individuelle.

Communication avec le partenaire sur le stress et l'anxiété.

La communication ouverte et honnête avec votre partenaire est essentielle pour gérer le stress et l'anxiété qui peuvent affecter votre libido. Dans ce chapitre, nous aborderons l'importance de la communication avec votre partenaire sur le stress et l'anxiété, ainsi que des conseils pratiques pour faciliter cette communication.

Reconnaître et exprimer ses émotions

Il faut reconnaître et d'exprimer vos émotions liées au stress et à l'anxiété à votre partenaire. Voici quelques conseils pour faciliter cette communication :

1. **Prenez conscience de vos émotions :** Prenez le temps de reconnaître et d'identifier vos émotions liées au stress et à l'anxiété. Soyez honnête avec vous-même quant à ce que vous ressentez.

2. **Choisissez le bon moment :** Trouvez un moment propice où vous et votre partenaire êtes disponibles et ouverts à la discussion. Évitez les moments de tension ou de fatigue, et privilégiez un moment calme et propice à l'écoute.

3. **Exprimez vos émotions de manière claire :** Utilisez des mots précis pour décrire ce que vous ressentez. Évitez de blâmer votre partenaire et concentrez-vous sur vos propres sentiments.

4. **Soyez ouvert à l'écoute :** Laissez votre partenaire s'exprimer à son tour. Soyez réceptif à ses émotions et écoutez avec empathie. Montrez-lui que vous êtes là pour le soutenir.

Trouver des solutions ensemble.

Une fois que vous avez partagé vos émotions, il est important de travailler ensemble avec votre partenaire pour trouver des solutions pour gérer le stress et l'anxiété. Voici quelques conseils pour faciliter cette démarche :

1. **Encouragez la participation active de votre partenaire :** Impliquez votre partenaire dans la recherche de solutions. Demandez-lui son avis et prenez en compte ses idées. Le fait de travailler ensemble renforce la solidarité et renforce votre relation.

2. **Identifiez les déclencheurs du stress et de l'anxiété :** Identifiez les situations ou les facteurs qui contribuent à votre stress et votre anxiété. Cela peut vous aider à trouver des moyens de les éviter ou de les gérer de manière plus efficace.

3. **Explorez des stratégies de gestion du stress en couple :** Recherchez ensemble des activités ou des pratiques qui vous aident à gérer le stress et l'anxiété en tant que couple. Cela peut inclure des activités relaxantes, des exercices de respiration, des massages ou d'autres méthodes de détente.

4. **Encouragez le soutien mutuel :** Rappelez-vous que vous êtes une équipe. Encouragez-vous mutuellement à prendre soin de vous et à trouver des moments de détente. Offrez-vous un soutien émotionnel dans les moments difficiles.

En communiquant ouvertement et en trouvant des solutions ensemble, vous renforcez la compréhension mutuelle et la connexion émotionnelle avec votre partenaire. Cela peut contribuer à réduire le stress et l'anxiété, et à favoriser une libido épanouissante et une relation intime équilibrée.

Image corporelle négative :

Une mauvaise estime de soi, des préoccupations concernant l'apparence physique ou une image corporelle négative peuvent influencer négativement la libido féminine. Les pressions sociales et les normes de beauté irréalistes peuvent contribuer à une perception négative de son propre corps et affecter le désir sexuel. Lorsqu'une femme se sent mal à l'aise ou insatisfaite avec son apparence physique, elle peut être préoccupée par ses imperfections perçues et se sentir moins encline à se laisser aller à l'intimité sexuelle. L'anxiété et le doute de soi peuvent également entraver la confiance et la connexion avec le partenaire, ce qui peut avoir un impact négatif sur la libido. L'influence de la mauvaise estime de soi et de l'image corporelle négative sur la libido féminine peut se manifester de différentes manières :

1. **Diminution de la confiance en soi :** Lorsqu'une femme a une image corporelle négative, elle peut avoir moins confiance en son apparence physique et en son attrait sexuel. Cela peut entraîner une diminution de la confiance en soi et de l'estime de soi, ce qui peut inhiber le désir sexuel et la volonté de s'engager dans des relations intimes.

2. **Anxiété et préoccupations :** Les préoccupations concernant l'apparence physique peuvent entraîner une anxiété constante pendant les moments d'intimité. Les femmes peuvent se sentir conscientes de leurs imperfections perçues, ce qui peut causer une détresse émotionnelle et les empêcher de se laisser aller pleinement dans l'expérience sexuelle.

3. **Évitement de l'intimité :** Une mauvaise estime de soi liée à l'apparence physique peut conduire à l'évitement de l'intimité sexuelle. Les femmes peuvent se sentir gênées de se dévêtir devant leur partenaire ou de se laisser toucher, ce qui peut entraîner une diminution de la libido et une détérioration de la satisfaction sexuelle.

4. **Distorsion de l'image corporelle :** Une mauvaise estime de soi peut être alimentée par des normes de beauté irréalistes présentées dans les médias et la société. Les femmes peuvent se comparer à des images idéalisées et ressentir une pression pour atteindre des standards inatteignables. Cette distorsion de l'image corporelle peut entraîner une insatisfaction constante et une baisse du désir sexuel.

Il est important de noter que la relation entre l'estime de soi, l'image corporelle et la libido est complexe et individuelle. Chaque femme peut réagir différemment en fonction de son vécu, de ses expériences et de sa personnalité. Certaines femmes peuvent trouver des moyens de surmonter ces préoccupations et maintenir une libido saine, tandis que d'autres peuvent nécessiter un soutien supplémentaire pour travailler sur leur estime de soi et leur image corporelle.

Les techniques pour favoriser une image corporelle positive.

Il est nécessaire de reconnaître que les normes de beauté sont souvent inatteignables et irréalistes, et que chaque personne a une beauté unique. Développer une estime de soi positive et une image corporelle saine est un processus qui nécessite du temps et de l'attention. Voici ce que vous devez faire :

1.   Pratiquer l'auto-acceptassion :

Apprenez à vous accepter et à vous aimer telle que vous êtes, avec toutes vos imperfections. Célébrez vos qualités et vos forces plutôt que de vous concentrer sur vos défauts perçus.

Étape 1 : Prenez conscience de vos pensées et de vos jugements Explication scientifique : L'auto-acceptation commence par une prise de conscience de vos pensées et de vos jugements envers vous-même. Il est important de reconnaître les moments où vous vous critiquez ou vous jugez négativement en termes d'apparence physique.

- **Métaphore :** Imaginez que vous êtes un observateur bienveillant de votre propre esprit. Observez vos pensées sans les juger, comme si vous étiez assise sur le bord d'une rivière et regardiez les pensées flotter paisiblement.
- **Exemple de mise en pratique :** Lorsque vous vous surprenez à avoir des pensées négatives sur votre apparence physique, prenez un moment pour reconnaître ces pensées sans vous y attacher. Dites-vous intérieurement : "Je remarque que j'ai une pensée négative sur mon apparence. C'est juste une pensée, ce n'est pas la réalité."

Étape 2 : Changez de perspective et cultivez la bienveillance envers vous-même Explication scientifique : L'auto-acceptation implique de changer de perspective et de cultiver la bienveillance envers vous-même. Il s'agit de développer une attitude positive et aimante envers votre corps et votre être dans son ensemble.

- **Métaphore :** Imaginez-vous comme votre meilleure amie ou votre propre parent bienveillant. Adoptez un regard aimant et compatissant envers vous-même, comme si vous vous adressiez à un être cher qui a besoin d'amour et d'acceptation.

- **Exemple de mise en pratique :** Prenez quelques instants chaque jour pour vous regarder dans le miroir et vous dire des affirmations positives. Par exemple, dites-vous : "Je suis belle telle que je suis. Je mérite d'être aimée et acceptée." Cultivez des pensées bienveillantes envers vous-même et traitez-vous avec gentillesse.

Étape 3 : Célébrez vos qualités et vos forces Explication scientifique : En vous concentrant sur vos qualités et vos forces plutôt que sur vos défauts perçus, vous renforcez votre estime de soi et votre confiance en vous. Cela vous permet de reconnaître votre valeur intrinsèque au-delà de l'apparence physique.

- **Métaphore :** Imaginez que vous êtes un jardin avec différentes fleurs et plantes. Chaque fleur représente une qualité ou une force unique en vous. Célébrez la diversité et la beauté de votre jardin intérieur, en reconnaissant et en appréciant vos qualités positives.
- **Exemple de mise en pratique :** Prenez le temps chaque jour pour noter au moins trois de vos qualités ou forces personnelles. Cela peut être votre créativité, votre compassion, votre sens de l'humour, ou toute autre caractéristique positive. Faites l'effort de vous concentrer sur ces qualités et de les célébrer.

Note : L'auto-acceptation et l'amélioration de l'estime de soi sont des processus qui demandent du temps et de la pratique régulière. Soyez patient(e) avec vous-même et rappelez-vous qu'il est normal d'avoir des hauts et des bas. Si vous ressentez des difficultés persistantes, n'hésitez pas à consulter un professionnel de la santé mentale qui peut vous accompagner dans votre cheminement vers une meilleure estime de soi et une libido plus épanouie.

2. Éviter les comparaisons :

Évitez de vous comparer aux autres, que ce soit dans les médias ou dans votre vie quotidienne. Rappeler-vous que chacun a une beauté unique et que vous êtes précieux(se) tel(le) que vous êtes.

Étape 1 : Comprendre l'impact des comparaisons sur l'image corporelle. Les comparaisons constantes avec les autres, que ce soit dans les médias ou dans notre vie quotidienne, peuvent avoir un impact négatif sur notre estime de soi et notre image corporelle. En se concentrant sur les différences perçues entre notre propre corps et celui des autres, nous pouvons développer une perception négative de nous-mêmes et une insatisfaction corporelle.

- **Métaphore :** Imaginez-vous comme une étoile dans un vaste ciel étoilé. Chaque étoile brille avec sa propre luminosité et sa propre énergie. Lorsque vous vous concentrez sur les autres étoiles et que vous les comparez, vous risquez de perdre de vue votre propre éclat unique et de ne pas apprécier pleinement votre propre beauté. En vous permettant de briller dans toute votre splendeur, vous créez un ciel étoilé rempli de merveilles et de diversité.
- **Exemple de mise en pratique :** Lorsque vous vous trouvez en train de vous comparer à quelqu'un d'autre, prenez conscience de ce qui se passe. Rappelez-vous que chaque personne est différente et que la beauté réside dans cette diversité. Prenez un moment pour vous rappeler vos propres qualités, vos forces et vos réalisations. Faites une liste mentale ou écrite de vos atouts et de ce que vous aimez dans votre corps. Cela vous aidera à recentrer votre attention sur votre propre beauté plutôt que sur les comparaisons avec les autres.

Étape 2 : Cultiver la gratitude pour son propre corps. La gratitude est un outil puissant pour renforcer l'estime de soi et promouvoir une image corporelle positive. En reconnaissant et en appréciant les aspects positifs de notre corps, nous pouvons développer une attitude plus bienveillante envers nous-mêmes.

- **Métaphore :** Imaginez que vous prenez soin d'un jardin et que vous exprimez de la gratitude envers chaque plante qui y pousse. En développant une attitude de gratitude envers votre corps, vous cultivez une relation harmonieuse et aimante avec vous-même.
- **Exemple de mise en pratique :** Prenez quelques minutes chaque jour pour exprimer de la gratitude envers votre corps. Fermez les yeux, respirez profondément et concentrez-vous sur les parties de votre corps que vous appréciez. Remerciez-les pour leur fonctionnement et leur soutien. Par exemple, vous pouvez exprimer de la gratitude envers vos jambes pour vous permettre de marcher, vos mains pour vous permettre de créer, ou votre sourire pour illuminer votre visage. En focalisant votre attention sur les aspects positifs, vous renforcez une image corporelle positive.

Étape 3 : Se concentrer sur ses propres objectifs et valeurs. En se concentrant sur ses propres objectifs et valeurs, on réduit la tendance à se comparer aux autres. En clarifiant ce qui est important pour soi et en travaillant vers ses propres aspirations, on renforce l'estime de soi et on se sent plus aligné(e) avec son authenticité.

- **Métaphore :** Imaginez que vous êtes la cheffe d'orchestre de votre propre symphonie. En vous concentrant sur votre propre musique intérieure et en dirigeant votre vie selon vos propres valeurs, vous créez une harmonie unique qui ne peut être comparée à aucune autre.

- **Exemple de mise en pratique** : Prenez le temps de réfléchir à vos valeurs personnelles et aux objectifs que vous souhaitez atteindre dans votre vie. Identifiez les domaines qui vous tiennent à cœur et les actions que vous pouvez entreprendre pour vous rapprocher de ces objectifs. En vous concentrant sur votre propre chemin et en mettant en œuvre les actions nécessaires pour vous épanouir, vous vous libérez des comparaisons avec les autres et vous renforcez votre estime de soi.

Note : Chaque personne est unique, et il est important de trouver les pratiques qui fonctionnent le mieux pour vous. N'hésitez pas à adapter ces techniques en fonction de vos besoins et de votre situation individuelle.

3. Cultiver des pensées positives :

Remplacez les pensées négatives par des affirmations positives. Encouragez-vous et rappelez-vous de vos qualités, de votre valeur et de votre beauté intérieure.

Étape 1 : Comprendre l'impact des pensées positives sur l'estime de soi. Les pensées positives peuvent avoir un impact puissant sur notre estime de soi. Lorsque nous remplaçons les pensées négatives par des affirmations positives, nous pouvons reprogrammer notre cerveau et renforcer notre confiance en nous. Des études montrent que la pratique régulière de pensées positives peut améliorer l'humeur, réduire le stress et favoriser une meilleure estime de soi.

- **Métaphore** : Imaginez votre esprit comme un paysage enneigé. Les pensées négatives sont comme de sombres nuages qui obscurcissent le ciel. En cultivant des pensées positives, vous faites fondre les nuages et laissez briller le soleil de l'estime de soi et de l'amour-propre. Comme la neige qui nourrit le sol et fait éclore de belles fleurs, les pensées positives nourrissent votre esprit et font croître une image corporelle saine et positive.
- **Exemple de mise en pratique :**
    1. **Identifiez les pensées négatives :** Prenez conscience des pensées négatives ou critiques que vous avez envers vous-même concernant votre apparence physique. Soyez attentif/ve aux moments où vous vous comparez aux autres ou vous critiquez.
    2. **Remplacez par des affirmations positives :** Lorsque vous identifiez une pensée négative, remplacez-la immédiatement par une affirmation positive. Par exemple, si vous pensez "Je suis laide", remplacez cela par "Je suis belle à ma manière unique et j'ai de nombreuses qualités qui me rendent spéciale".

3. **Répétez les affirmations positives :** Répétez régulièrement vos affirmations positives, de préférence à voix haute ou dans votre esprit. Plus vous répétez ces affirmations, plus elles s'ancrent dans votre esprit et commencent à influencer votre perception de vous-même.
4. **Utilisez des rappels visuels :** Placez des post-it avec vos affirmations positives sur votre miroir, votre bureau ou tout autre endroit où vous les verrez fréquemment. Ces rappels visuels vous aideront à vous concentrer sur les aspects positifs de vous-même.
5. **Soyez bienveillante envers vous-même : Cultivez** l'autocompassion envers vous-même. Traitez-vous avec gentillesse et compréhension lorsque vous faites face à des pensées négatives. Rappelez-vous que personne n'est parfait et que vous méritez l'amour et l'acceptation de vous-même.

L'exemple ci-dessus illustre comment mettre en pratique la technique de cultiver des pensées positives pour améliorer l'estime de soi et l'image corporelle. En remplaçant les pensées négatives par des affirmations positives et en répétant ces affirmations régulièrement, vous pouvez renforcer votre confiance en vous et développer une image corporelle plus positive.

4. Soigner son corps :

Prenez soin de votre corps en adoptant un mode de vie sain et équilibré. Faites de l'exercice régulièrement, nourrissez-vous avec des aliments nutritifs et accordez-vous suffisamment de repos et de sommeil.

5. S'entourer de soutien :

Entourez-vous de personnes positives et bienveillantes qui vous soutiennent et vous encouragent. Partagez vos préoccupations avec des personnes de confiance qui peuvent vous offrir un soutien émotionnel.

6. Pratiquer l'autocompassion :

Soyez gentil(le) envers vous-même et traitez-vous avec bienveillance. Pardonnez-vous pour vos imperfections et reconnaissez que personne n'est parfait.

N'oubliez pas que le travail sur l'estime de soi et l'image corporelle positive est un processus continu. Si vous avez des difficultés persistantes, il peut être utile de consulter un professionnel de la santé mentale qui peut vous aider à développer des stratégies adaptées à votre situation individuelle.

Traumatisme ou expérience sexuelle négative :

Les expériences traumatiques passées, telles que l'agression sexuelle, le viol ou les abus sexuels, peuvent avoir un impact significatif sur la libido et provoquer une aversion ou une anxiété sexuelle. Ces expériences nécessitent souvent une aide professionnelle pour être surmontées.

Les traumatismes sexuels peuvent varier en termes de nature et de gravité, et ils peuvent avoir des effets durables sur la libido féminine. Voici quelques exemples de traumatismes et comment ils peuvent influencer la libido par la suite :

1. **Agression sexuelle :**

Une agression sexuelle peut impliquer des contacts sexuels non consentis ou forcés. Après une telle expérience traumatisante, une femme peut développer une aversion ou une peur intense de toute activité sexuelle. Elle peut ressentir une détresse émotionnelle, une méfiance envers les partenaires potentiels et une réduction significative de la libido.

Si vous avez été victime d'une agression sexuelle, vous devez vous rappeler que vous n'êtes pas responsable de l'incident et que votre réaction est normale. Pour commencer à guérir, vous pouvez envisager les actions suivantes :

- Parlez de l'agression avec une personne de confiance, comme un ami ou un membre de votre famille, pour exprimer vos émotions et vous sentir soutenu(e).
- Prenez le temps de vous reconstruire en accordant de l'importance à votre bien-être mental et physique. Cela peut inclure des activités qui vous procurent du plaisir et du réconfort.
- Évitez de vous replier complètement sur vous-même et essayez de maintenir des relations sociales saines qui favorisent le soutien et la compréhension.

2. **Viol :**

Le viol implique une pénétration sexuelle non consentie. Cela peut entraîner des traumatismes psychologiques profonds, des sentiments de violation et de trahison. Après un viol, une femme peut éprouver une aversion sexuelle, une anxiété ou une peur intense des rapports sexuels. Ces sentiments peuvent entraîner une diminution significative de la libido.

Si vous avez été victime d'un viol, il est crucial de vous rappeler que vous méritez soutien et rétablissement. Voici quelques suggestions pour commencer à reconstruire votre vie :

- Assurez-vous de votre sécurité en recherchant de l'aide professionnelle pour obtenir des conseils sur les mesures de protection et de sécurité appropriées.
- Prenez le temps de vous reconnecter avec votre corps de manière positive en vous engageant dans des activités qui favorisent votre bien-être physique, comme le yoga, la méditation ou l'exercice.
- Exprimez vos émotions et votre vécu par le biais d'une forme d'expression créative, comme l'écriture, la peinture ou la danse.

3.   Abus sexuels dans l'enfance :

Les abus sexuels pendant l'enfance peuvent avoir un impact dévastateur sur la vie sexuelle d'une femme à l'âge adulte. Les traumatismes subis dans la jeunesse peuvent causer une dysrégulation émotionnelle, une faible estime de soi, des difficultés de confiance et une altération de l'image corporelle. Ces facteurs peuvent inhiber la libido et rendre les relations sexuelles difficiles et douloureuses.

i vous avez subi des abus sexuels dans votre enfance, il est important de vous rappeler que vous n'êtes pas seul(e) et qu'il existe des ressources pour vous aider. Voici quelques suggestions qui peuvent soutenir votre processus de guérison :

- Informez-vous sur les groupes de soutien et les ressources en ligne pour les survivants d'abus sexuels. Ils peuvent vous offrir un espace sûr pour partager vos expériences et obtenir des conseils de personnes qui ont vécu des situations similaires.
- Considérez l'idée de tenir un journal intime où vous pourrez exprimer vos émotions et vos pensées en toute confidentialité.
- Établissez des limites claires dans vos relations actuelles et n'hésitez pas à vous éloigner de toute personne qui ne respecte pas vos besoins et vos limites.

4.   Traumatisme relationnel :

Des expériences traumatiques au sein d'une relation intime, comme le viol conjugal, la coercition sexuelle ou la violence domestique, peuvent également avoir un impact profond sur la libido. Ces expériences peuvent entraîner une perte de confiance envers les partenaires, une peur des rapports sexuels et une réduction de l'intérêt et du désir sexuel.

- Identifiez les signes de relations saines et assurez-vous de vous engager dans des relations respectueuses et consensuelles.

- Développez votre autonomie et votre indépendance en vous concentrant sur vos propres intérêts, passions et objectifs personnels.
- Pratiquez l'auto-compassion en vous accordant du temps pour vous-même, en vous pardonnant et en vous traitant avec bienveillance.

Ce qu'il faut faire :

Il faut d'abord souligner que les traumatismes sexuels sont des situations complexes qui nécessitent généralement une aide spécialisée pour être surmontés de manière saine et durable. Néanmoins, je peux vous fournir quelques conseils généraux pour soutenir la récupération de la libido, en gardant à l'esprit que chaque femme est unique et que ces suggestions peuvent ne pas s'appliquer de la même manière à tous les cas. Voici quelques étapes qui pourraient être envisagées :

1. Établir un environnement sûr et de confiance :

- Créez un espace intime où vous vous sentez en sécurité pour explorer votre sexualité. Choisissez un lieu où vous vous sentez à l'aise et en sécurité, que ce soit chez vous ou ailleurs. Créez une atmosphère propice à la détente, en utilisant des bougies parfumées, de la musique apaisante ou tout autre élément qui vous met à l'aise. Assurez-vous que vous disposez du temps nécessaire sans distractions extérieures pour vous concentrer sur vous-même et sur votre relation avec votre partenaire.

Par exemple : Transformez votre chambre en un sanctuaire paisible en éteignant les lumières vives, en allumant des bougies parfumées et en créant une ambiance chaleureuse avec de la musique douce.

- Communiquez ouvertement avec votre partenaire et établissez des limites claires et respectueuses. Lors d'une conversation sincère avec votre partenaire, expliquez que vous avez vécu un traumatisme sexuel et que vous avez besoin de temps et de soutien pour vous sentir en sécurité et à l'aise. Établissez des limites spécifiques en précisant les activités sexuelles auxquelles vous êtes prête à participer et celles auxquelles vous ne vous sentez pas encore à l'aise.

2. Développer une compréhension de soi :

- Prenez le temps de vous connaître et d'explorer vos besoins, vos désirs et vos limites et pratiquez l'auto-réflexion et l'acceptation de soi, en identifiant les pensées et les émotions qui peuvent être liées à votre traumatisme.
- Accordez-vous du temps chaque jour pour vous recentrer sur vous-même. Vous pouvez tenir un journal où vous explorez vos sentiments, vos pensées et vos sensations. Posez-vous des questions telles que : "Quels sont mes besoins en

matière de sexualité ?", "Qu'est-ce qui me procure du plaisir ?" ou "Comment puis-je prendre soin de moi-même dans ma relation avec la sexualité ?". En identifiant vos besoins et en cultivant l'acceptation de soi, vous pouvez commencer à reconstruire une relation positive avec votre sexualité.

3. **Éducation et information :**

- Informez-vous sur les réactions courantes aux traumatismes sexuels et sur la manière dont ils peuvent affecter la libido. Par exemple : Recherchez en ligne des organisations spécialisées dans la gestion des traumatismes sexuels qui proposent des ressources éducatives et informatives. Consultez des sites web de confiance, tels que des instituts de recherche, des organisations de santé mentale ou des centres de soutien aux survivants de traumatismes sexuels.
- Familiarisez-vous avec les ressources et les techniques qui peuvent aider à la récupération de la libido. Consultez des livres tels que "The Sexual Healing Journey" de Wendy Maltz ou "I Can't Get Over It: A Handbook for Trauma Survivors" de Aphrodite T. Matsakis. Lisez des articles de psychologues spécialisés dans la gestion des traumatismes sexuels, qui abordent spécifiquement la récupération de la libido.

4. **Reconnecter avec son corps :**

- Engagez-vous dans des activités qui vous permettent de renouer avec votre corps de manière positive, comme le yoga, la danse ou la méditation.
- Pratiquez l'auto-soins en accordant de l'attention à votre bien-être physique et émotionnel. Par exemple : Planifiez régulièrement des moments pour vous détendre et vous faire plaisir. Cela peut inclure la création d'une liste de lecture de musique relaxante, la lecture d'un livre inspirant ou le fait de vous promener dans un parc paisible pour vous reconnecter avec la nature.

5. **Communication avec le partenaire :**

- Partagez vos sentiments et vos préoccupations avec votre partenaire de manière ouverte et respectueuse.
- Travaillez ensemble pour développer une communication intime et compréhensive, en explorant vos besoins et en construisant la confiance mutuelle.

6. **Patience et bienveillance envers soi-même :**

- Soyez patiente avec vous-même et comprenez que la guérison peut prendre du temps.
- Cultivez l'autocompassion et accordez-vous de l'amour et de la bienveillance tout au long du processus de récupération.

Il est important de rappeler que ces suggestions sont de nature générale et peuvent ne pas convenir à tous les cas. Dans des situations de traumatismes sexuels, il est fortement recommandé de chercher un soutien professionnel pour recevoir une aide spécialisée adaptée à votre situation individuelle. Un thérapeute formé dans la gestion des traumatismes sexuels peut fournir un soutien et des outils supplémentaires pour vous aider à surmonter les impacts du traumatisme sur votre libido et votre santé sexuelle.

Médicaments et conditions médicales :

Certains médicaments peuvent avoir des effets secondaires sur la libido. Par exemple, les antidépresseurs peuvent affecter les neurotransmetteurs impliqués dans le désir sexuel, tandis que les contraceptifs hormonaux peuvent influencer les niveaux d'hormones sexuelles. De plus, des conditions médicales telles que les troubles hormonaux, l'endométriose, les troubles de la thyroïde et les problèmes de santé chroniques peuvent entraîner des déséquilibres hormonaux et affecter la libido.

Si vous prenez des médicaments qui peuvent affecter la libido, consultez votre médecin pour discuter des options possibles. Vous pouvez explorer des alternatives médicamenteuses ou ajuster les doses pour minimiser les effets secondaires sur la libido. Prenez rendez-vous avec votre médecin ou un spécialiste pour discuter de vos préoccupations concernant les médicaments ou les conditions médicales et leur impact sur votre libido. Soyez ouvert(e) et honnête dans votre communication, en partageant vos préoccupations et en posant des questions spécifiques. Ensemble, vous pouvez explorer des options alternatives ou des ajustements qui minimisent les effets sur la libido tout en traitant efficacement votre condition médicale.

Problèmes de santé physique :

Des problèmes de santé tels que la fatigue chronique, les douleurs chroniques, les troubles hormonaux, les problèmes de thyroïde ou les maladies cardiovasculaires peuvent influencer la libido chez les femmes. Les traitements médicaux, tels que la chimiothérapie ou la radiothérapie, peuvent également avoir un impact sur la libido.

Voici quelques exemples supplémentaires de problèmes de santé physique qui peuvent influencer la libido chez les femmes :

1. **Maladies chroniques :** Des maladies telles que le diabète, l'arthrite, la sclérose en plaques ou la fibromyalgie peuvent entraîner une fatigue et des

douleurs constantes, ce qui peut réduire l'intérêt pour les relations sexuelles.

2. **Troubles neurologiques :** Les conditions neurologiques telles que la maladie de Parkinson, la sclérose latérale amyotrophique (SLA) ou les accidents vasculaires cérébraux (AVC) peuvent affecter les fonctions nerveuses responsables de l'excitation sexuelle et de la satisfaction.

3. **Déséquilibres hormonaux :** Les fluctuations hormonales causées par la ménopause, le syndrome des ovaires polykystiques (SOPK) ou les troubles de la glande thyroïde peuvent entraîner une diminution de la libido chez certaines femmes.

4. **Maladies cardiovasculaires :** Les problèmes cardiaques tels que l'hypertension artérielle, les maladies coronariennes ou l'insuffisance cardiaque peuvent affecter la circulation sanguine vers les organes génitaux, ce qui peut entraîner une diminution du désir sexuel.

5. **Effets secondaires de médicaments :** Certains médicaments, tels que les antidépresseurs, les antihypertenseurs, les antihistaminiques ou les contraceptifs hormonaux, peuvent avoir des effets secondaires sur la libido en altérant les niveaux hormonaux ou en causant de la somnolence.

Chaque femme est unique, et que les effets sur la libido peuvent varier d'une femme à l'autre en fonction de nombreux facteurs individuels. Si vous rencontrez des problèmes de santé qui affectent votre libido, il est recommandé de consulter un professionnel de la santé pour obtenir un avis médical adapté à votre situation.

Que faire dans ces cas :

Noter que les approches pour stimuler la libido peuvent varier en fonction de la cause sous-jacente du problème. Voici quelques suggestions générales pour booster la libido dans différents cas :

1. **Fatigue chronique :** Si la fatigue chronique est un facteur contribuant à la diminution de la libido, il est essentiel de s'assurer de bien dormir et de se reposer suffisamment. Une alimentation équilibrée, de l'exercice régulier et la gestion du stress peuvent également aider à augmenter l'énergie et à améliorer la libido.

2. **Douleurs chroniques :** La gestion de la douleur est essentielle pour rétablir la libido. Cela peut impliquer des traitements médicaux spécifiques pour la douleur, des techniques de relaxation, des thérapies alternatives comme l'acupuncture ou la physiothérapie. Il faut travailler en étroite

collaboration avec un professionnel de la santé pour trouver des solutions adaptées à votre situation.

3. **Troubles hormonaux :** Dans le cas de déséquilibres hormonaux, un traitement médical approprié peut être nécessaire. Par exemple, pour les femmes ménopausées, une thérapie de remplacement hormonale ou d'autres options de gestion des symptômes peuvent être proposées. Consultez un spécialiste pour obtenir des conseils personnalisés.

4. **Maladies cardiovasculaires** : Il est essentiel de suivre les recommandations médicales pour gérer les problèmes cardiovasculaires. Cela peut inclure une alimentation saine, de l'exercice régulier, des médicaments et des thérapies spécifiques. Un contrôle adéquat de la pression artérielle et des facteurs de risque cardiovasculaire peut aider à améliorer la circulation sanguine et la fonction sexuelle.

5. **Effets secondaires de médicaments :** Si vous pensez que vos médicaments peuvent avoir un impact négatif sur votre libido, il est important de discuter de vos préoccupations avec votre médecin. Ils pourront évaluer la possibilité de modifier le dosage ou de passer à un autre médicament alternatif qui pourrait avoir moins d'effets sur la libido.

Dans tous les cas, il est recommandé de parler ouvertement de vos préoccupations avec votre partenaire et d'envisager une thérapie de couple ou sexuelle si nécessaire. Une communication ouverte et la recherche de soutien professionnel peuvent contribuer à trouver des solutions adaptées à votre situation spécifique.

Pression sociale ou culturelle :

Les normes sociales et culturelles autour de la sexualité, telles que la stigmatisation, la culpabilité ou la honte liées au sexe, peuvent affecter la libido et inhiber l'expression sexuelle.

Voici quelques exemples de pression sociale ou culturelle liée à la sexualité :

1. **Pression pour se conformer à des normes de beauté :** Les normes de beauté imposées par la société peuvent exercer une pression sur les individus pour qu'ils se conforment à des idéaux de corps mince, musclé, jeune, etc. Cette pression peut affecter l'estime de soi et la confiance en soi, et avoir un impact sur la sexualité en créant des complexes ou des insécurités corporelles.

2. **Attentes en matière de mariage et de parentalité :** Dans certaines cultures, il existe une forte pression sociale pour se marier et fonder une famille. Cette

pression peut créer un sentiment d'urgence chez les individus pour trouver un partenaire et avoir des enfants, ce qui peut influencer leurs choix et leurs comportements sexuels.

3. **Pression pour se conformer aux rôles de genre :** Les attentes de comportement sexuel basées sur les rôles de genre traditionnels peuvent limiter l'expression sexuelle des individus. Par exemple, les hommes peuvent sentir la pression d'être toujours prêts pour le sexe ou de prendre l'initiative, tandis que les femmes peuvent ressentir la pression de se conformer aux normes de passivité ou de modestie.

4. **Stigmatisation des troubles sexuels :** Les troubles sexuels tels que la dysfonction érectile, l'anorgasmie ou la vaginisme peuvent être stigmatisés socialement. Cette stigmatisation peut empêcher les personnes concernées de chercher de l'aide ou de parler ouvertement de leurs problèmes, ce qui peut avoir un impact négatif sur leur vie sexuelle et leurs relations intimes.

5. **Pression pour atteindre des objectifs académiques ou professionnels** : Dans certaines sociétés, il peut exister une pression énorme pour réussir sur le plan académique ou professionnel. Cette pression peut conduire à un déséquilibre entre la vie personnelle et professionnelle, réduisant ainsi le temps et l'énergie consacrés à la vie sexuelle.

6. **Les normes de féminité et de masculinité** peuvent exercer une pression sur les individus en ce qui concerne leur comportement sexuel. Par exemple, les femmes peuvent être encouragées à être passives et à satisfaire les désirs des hommes, tandis que les hommes peuvent être poussés à être dominants et à avoir une forte libido. Ces attentes peuvent limiter l'expression authentique de la sexualité et créer des tensions dans les relations.

7. **Rôle des médias :** Les médias jouent un rôle important dans la formation des normes sociales et culturelles autour de la sexualité. Les représentations inexactes, stéréotypées ou irréalistes de la sexualité dans les médias peuvent créer des attentes irréalistes ou déformées, ce qui peut entraîner une pression pour se conformer à ces normes.

8. **Pression pour une performance sexuelle :** Dans de nombreux contextes sociaux, il existe une pression pour être un « bon » ou un « performant » partenaire sexuel. Cette pression peut conduire à l'anxiété sexuelle, à la recherche d'une performance plutôt qu'à la recherche de la satisfaction mutuelle, et peut également contribuer à des problèmes tels que la dysfonction érectile ou l'éjaculation précoce.

Ces exemples montrent comment les normes sociales et culturelles peuvent exercer une pression sur les individus en ce qui concerne leur sexualité, ce qui peut avoir un impact sur leur libido, leur expression sexuelle et leur bien-être général. Il est important de reconnaître et de remettre en question ces pressions pour permettre à chacun de vivre sa sexualité de manière épanouissante et authentique.

▌Autres facteurs :

- **Éducation sexuelle limitée :** Une éducation sexuelle insuffisante ou des croyances négatives sur la sexualité peuvent influencer la perception de la sexualité et réduire l'intérêt sexuel.
- **Routine et ennui :** La monotonie dans la vie sexuelle et une routine prévisible peuvent entraîner un manque d'excitation et un désintérêt pour les rapports sexuels.
- **Mode de vie peu sain :** Un mode de vie peu sain, notamment une mauvaise alimentation, la consommation excessive d'alcool, le manque d'exercice physique régulier et le tabagisme, peut contribuer à une diminution de la libido.
- **Changements dans la relation :** Des changements significatifs dans la relation, tels que la naissance d'un enfant, des conflits relationnels ou une perte d'intimité émotionnelle, peuvent influencer la libido.

En conclusion, les facteurs psychologiques et relationnels jouent un rôle crucial dans la libido d'une femme. Il est essentiel de reconnaître que chaque femme est unique, et les pressions sociales, une éducation sexuelle limitée, la routine et l'ennui peuvent affecter différemment leur intérêt et leur désir sexuel. Pour surmonter ces pressions et stimuler la libido, il faut favoriser une communication ouverte et honnête, à la fois avec le partenaire et avec un professionnel de la santé si nécessaire. L'éducation sexuelle, la remise en question des croyances limitantes, l'exploration de nouveaux plaisirs et fantasmes, ainsi que l'épanouissement personnel sont autant de moyens d'améliorer la libido et de créer une vie sexuelle épanouissante.

Cependant, il est essentiel de rappeler qu'il n'y a pas de solution universelle. Chaque femme doit être respectée dans son individualité et encouragée à explorer ce qui fonctionne le mieux pour elle. En fin de compte, l'épanouissement sexuel dépend d'une compréhension profonde de ses propres désirs, de l'établissement de limites claires et du développement d'une relation de confiance et d'intimité avec son partenaire.

En travaillant ensemble pour surmonter les pressions et les obstacles psychologiques et relationnels, les femmes peuvent développer une connexion sexuelle plus épanouissante, s'épanouir sur le plan individuel et renforcer leur relation de couple. L'ouverture, la communication et l'amour bienveillant sont les clés pour favoriser une sexualité épanouissante et satisfaisante dans le contexte psychologique et relationnel.

Partie II : Surmonter les obstacles relationnels

Les conflits, la communication inefficace, les problèmes de confiance, l'absence d'intimité émotionnelle ou la présence de ressentiments dans une relation peuvent avoir un impact négatif sur la libido d'une femme. Une relation insatisfaisante peut entraîner une diminution du désir sexuel.

> **Étape 1 : Identification des problèmes**

Prenez le temps de réfléchir à votre relation et identifiez les problèmes qui peuvent influencer négativement votre libido. Cela peut inclure des conflits fréquents, une communication inefficace, des problèmes de confiance, un manque d'intimité émotionnelle ou des ressentiments non résolus. Les problèmes relationnels peuvent entraîner une détérioration de la satisfaction et de l'intimité émotionnelle dans une relation, ce qui peut à son tour influencer négativement le désir sexuel. Les conflits non résolus et les problèmes de communication peuvent créer un climat de tension et de distance émotionnelle, inhibant ainsi la connexion intime.

> **Étape 2 : Communication ouverte et honnête**

Engagez-vous dans une communication ouverte et honnête avec votre partenaire pour discuter des problèmes identifiés. Choisissez un moment calme et privilégié pour aborder les sujets sensibles, en veillant à créer un espace sûr et non-jugeant pour la discussion. Soyez ouvert(e) à l'écoute de ses préoccupations et de ses perspectives. Utilisez des phrases "je" pour exprimer vos propres sentiments et besoins, et évitez les accusations ou les jugements. Travailler ensemble pour trouver des solutions et des compromis qui répondent aux besoins des deux partenaires.

> **Étape 3 : Cultiver l'intimité émotionnelle**

Accordez une attention particulière à la construction et au maintien de l'intimité émotionnelle dans votre relation. Cela peut inclure des activités qui favorisent la connexion émotionnelle, comme des discussions profondes, des moments de partage et de l'attention mutuelle. L'intimité émotionnelle est un élément crucial d'une relation épanouissante. Elle implique le partage de sentiments, de désirs, de peurs et de joies avec son partenaire, ce qui crée un lien profond et une confiance mutuelle. L'intimité émotionnelle est également liée à la satisfaction sexuelle et à l'excitation. Planifiez régulièrement des moments dédiés à la connexion émotionnelle avec votre partenaire. Cela peut être une soirée réservée à des conversations profondes, un moment pour exprimer vos désirs et besoins, ou des activités qui favorisent la complicité, comme des promenades ou des dîners romantiques. Soyez présente et attentive lors de ces moments, en écoutant activement et en partageant vos propres sentiments.

> **Étape 4 : Travail sur la confiance et les ressentiments**

Si des problèmes de confiance ou des ressentiments persistent dans votre relation, il est nécessaire de travailler activement sur ces aspects. Cela peut nécessiter une communication continue, le pardon et la volonté de reconstruire la confiance.

La confiance est un pilier essentiel d'une relation saine et épanouissante. La présence de ressentiments ou de méfiance peut avoir un impact négatif sur l'intimité et la satisfaction sexuelle. En travaillant sur la confiance et en traitant les ressentiments, vous pouvez créer un environnement plus propice à la libido et à l'épanouissement sexuel.

- **Métaphore :** Imaginez la confiance comme un vase fragile. Si ce vase est brisé, il faut du temps, de la patience et des efforts pour le réparer. En travaillant ensemble pour reconstruire la confiance et pour guérir les ressentiments, vous créez un espace où la libido peut s'épanouir.
- **Exemple de mise en pratique :** Engagez-vous dans des activités qui favorisent le renforcement de la confiance mutuelle. Cela peut inclure des discussions ouvertes sur les préoccupations liées à la confiance, l'établissement de limites claires, la transparence dans la communication et la volonté de pardonner et de laisser aller les ressentiments passés.

Note : Chaque relation est unique, et les problèmes relationnels peuvent varier d'un couple à l'autre. Il est important de trouver des approches qui fonctionnent pour vous et votre partenaire, en tenant compte de vos besoins et de votre dynamique relationnelle spécifique. Si vous rencontrez des difficultés persistantes, il peut être utile de consulter un professionnel de la santé mentale spécialisé dans les relations et la sexualité pour obtenir un soutien supplémentaire.

Gestion des conflits relationnels .

Dans ce chapitre, nous aborderons la gestion des conflits relationnels, qui peuvent avoir un impact négatif sur la libido. Nous fournirons des conseils pratiques pour vous aider à gérer les conflits de manière constructive.

Reconnaître les sources de conflits

La première étape pour gérer les conflits relationnels est de reconnaître les sources sous-jacentes de ces conflits. Voici quelques sources courantes de conflits dans les relations :

1. **Communication inefficace :** Des malentendus, des attentes non exprimées ou une mauvaise communication peuvent entraîner des conflits. **Par exemple,** dans votre relation, vous pourriez ressentir le besoin d'explorer des pratiques sexuelles plus audacieuses ou d'exprimer des fantasmes particuliers, mais vous avez du mal à en parler ou à les partager avec votre partenaire. En conséquence, votre partenaire peut ne pas comprendre pleinement vos désirs et vos attentes, ce qui crée un décalage dans la satisfaction sexuelle. Sans une communication ouverte, vous pourriez vous sentir frustrée et peu épanouie sur le plan sexuel, tandis que votre partenaire peut ne pas être conscient des aspects spécifiques que vous souhaitez explorer ensemble. En abordant ces difficultés de communication, en encourageant des discussions ouvertes et en exprimant vos besoins et vos désirs avec honnêteté, vous pouvez établir une meilleure compréhension mutuelle et trouver des solutions pour satisfaire vos besoins sexuels de manière épanouissante pour les deux partenaires.

2. **Besoins non satisfaits :** Des besoins émotionnels ou physiques non satisfaits peuvent entraîner des tensions et des conflits dans la relation. **Par exemple,** vous vous sentez délaissée émotionnellement car votre partenaire ne vous accorde pas suffisamment d'attention ou de soutien dans votre vie quotidienne. Cela crée un sentiment d'isolement et de déconnexion, ce qui impacte votre libido et votre intérêt pour les rapports sexuels. Pour surmonter cela, vous pourriez avoir une conversation sincère avec votre partenaire pour exprimer vos besoins émotionnels et discuter de façons de les satisfaire ensemble. Cela pourrait inclure des moments de qualité passés ensemble, des discussions plus profondes sur vos émotions et un soutien mutuel dans les défis de la vie quotidienne.

3. **Différences de valeurs ou d'attentes :** Des divergences dans les valeurs, les attentes ou les objectifs de vie peuvent provoquer des conflits. **Par exemple,** vous souhaitez expérimenter de nouvelles activités sexuelles ou augmenter la fréquence de vos rapports, mais votre partenaire préfère maintenir une certaine routine et une fréquence plus modérée. Ces différences peuvent entraîner des conflits et une insatisfaction sexuelle. Pour résoudre cette situation, il est important d'ouvrir un dialogue ouvert et respectueux où vous pouvez partager vos désirs et écouter ceux de votre partenaire. Ensemble, vous pouvez trouver des compromis qui respectent les besoins des deux, en explorant de nouvelles activités ou en établissant une fréquence qui vous satisfait tous les deux.

<u>**Utiliser des techniques de résolution de conflits**</u>

Il existe différentes techniques de résolution de conflits qui peuvent vous aider à gérer les désaccords de manière constructive. Voici quelques-unes de ces techniques :

1. **La technique du compromis :** Identifiez les besoins et les désirs de chaque partenaire et cherchez un terrain d'entente qui satisfait partiellement les deux parties. Par exemple, vous et votre partenaire avez des désirs différents en termes de fréquence des rapports sexuels. Vous préférez une plus grande fréquence, tandis que votre partenaire préfère une fréquence plus modérée. Pour trouver un compromis, vous pourriez convenir d'un calendrier qui répond à vos besoins respectifs. Par exemple, vous pourriez vous mettre d'accord sur des jours spécifiques où vous aurez des rapports sexuels plus fréquents, tout en respectant les préférences de votre partenaire pour le reste de la semaine. Cela permettrait de trouver un équilibre qui satisfait partiellement les deux parties.

2. **La technique de la négociation :** Identifiez les points de désaccord et discutez de solutions possibles. Cherchez des compromis qui répondent aux besoins de chacun. Par exemple, vous et votre partenaire avez des attentes différentes concernant les activités sexuelles. Vous êtes ouverte à l'exploration de nouvelles pratiques, tandis que votre partenaire préfère rester dans une zone de confort. Pour négocier, vous pourriez discuter des activités spécifiques qui vous intéressent et de celles auxquelles votre partenaire serait plus ouvert. En cherchant des compromis, vous pourriez convenir de mettre en place de nouvelles pratiques de manière progressive, en commençant par celles qui suscitent moins de résistance, tout en respectant les limites de votre partenaire.

3. **La technique de la médiation :** Si vous avez du mal à résoudre les conflits par vous-même, envisagez d'impliquer un tiers neutre, comme un thérapeute de couple, pour vous aider à faciliter la communication et trouver des solutions. Par exemple, vous et votre partenaire avez des divergences importantes sur les besoins émotionnels dans votre relation sexuelle. Vous avez du mal à trouver un terrain d'entente par vous-même et les discussions aboutissent souvent à des conflits. Dans ce cas, vous pourriez envisager de consulter un thérapeute de couple spécialisé dans les questions sexuelles. Le thérapeute peut servir de médiateur neutre et vous aider à ouvrir des lignes de communication plus efficaces, à identifier les problèmes sous-jacents et à trouver des solutions qui répondent aux besoins des deux partenaires.

En gérant les conflits de manière constructive, vous pouvez améliorer la qualité de votre relation et ainsi booster la libido. En pratiquant une communication constructive, en écoutant activement votre partenaire et en utilisant des techniques de résolution de conflits, vous pouvez réduire les tensions et créer un environnement propice à l'intimité et au plaisir mutuel.

Comment Ouvrir le dialogue sur la libido et les besoins sexuels ?

L'ouverture du dialogue sur la libido et les besoins sexuels est crucial pour maintenir une intimité épanouissante dans un couple. Dans ce chapitre, nous explorerons des conseils pratiques pour ouvrir le dialogue sur la libido et les besoins sexuels avec votre partenaire.

A. Reconnaître l'importance de la communication sur la libido

Il est essentiel de reconnaître l'importance de la communication ouverte sur la libido et les besoins sexuels dans un couple. Voici quelques points clés à considérer :

- **Comprendre que la libido peut varier :** La libido est une expérience individuelle qui peut fluctuer en fonction de différents facteurs tels que le stress, la santé physique, les hormones, etc. Il est important de comprendre que la libido peut être différente d'une personne à l'autre et peut changer au fil du temps.
- **Reconnaître l'impact de la communication sur l'intimité :** La communication sur la libido et les besoins sexuels favorise une meilleure compréhension mutuelle, renforce l'intimité émotionnelle et facilite l'exploration de nouvelles façons d'entretenir une vie sexuelle satisfaisante.
- **Éliminer la stigmatisation :** La sexualité est un aspect naturel et sain de la relation de couple. Éliminez les stigmates et les tabous entourant le sujet afin de pouvoir en discuter ouvertement et honnêtement.

B. Choisir le bon moment et créer un espace sûr :

Choisir le bon moment et créer un espace sûr sont des éléments clés pour ouvrir le dialogue sur la libido et les besoins sexuels. Voici quelques conseils pour faciliter cette conversation :

- **Choisissez un moment propice :** Choisissez un moment où vous êtes tous les deux détendus et disponibles pour avoir une conversation sans distractions. Évitez les moments de stress ou de fatigue.

- **Créez un espace sûr :** Assurez-vous que vous êtes dans un environnement où vous vous sentez en sécurité et à l'aise pour partager vos pensées et vos désirs. Évitez les interruptions et les distractions qui pourraient nuire à la conversation.

C. Utiliser une communication ouverte et respectueuse

Une communication ouverte et respectueuse est essentielle pour discuter de la libido et des besoins sexuels avec votre partenaire. Voici quelques conseils pour faciliter cette communication :

- **Soyez honnête et authentique :** Exprimez vos pensées, vos désirs et vos préoccupations de manière honnête et authentique. Utilisez un langage clair et évitez les jugements ou les critiques.
- **Utilisez des "je" plutôt que des "tu" :** Focalisez-vous sur vos propres sentiments et besoins en utilisant des expressions telles que "Je ressens..." ou "J'aimerais...". Cela évite de mettre votre partenaire sur la défensive et favorise une meilleure compréhension.
- **Écoutez activement :** Accordez une attention réelle à ce que votre partenaire partage. Écoutez activement, posez des questions et montrez de l'empathie pour mieux comprendre ses besoins et ses préoccupations.
- **Respectez les limites :** Soyez respectueux des limites de votre partenaire et assurez-vous de créer un espace où il ou elle se sent à l'aise pour exprimer ses pensées et ses désirs. Respectez les choix et les préférences de chacun.

En ouvrant le dialogue sur la libido et les besoins sexuels, vous créez une base solide pour une intimité épanouissante dans votre relation. En utilisant une communication ouverte, respectueuse et en choisissant le bon moment, vous facilitez la compréhension mutuelle et l'exploration de nouvelles possibilités pour booster votre intimité.

Comment renforcer l'intimité émotionnelle ?

L'intimité émotionnelle est un élément clé pour maintenir une libido épanouissante dans un couple. Dans ce chapitre, nous explorerons des conseils pratiques pour renforcer l'intimité émotionnelle avec votre partenaire.

A. Cultiver la communication émotionnelle :

La communication émotionnelle est essentielle pour renforcer l'intimité émotionnelle. Voici quelques conseils pour cultiver une communication émotionnelle authentique avec votre partenaire :

- **Exprimez vos émotions** : Prenez le temps de partager vos émotions avec votre partenaire. Soyez ouvert(e) et honnête quant à ce que vous ressentez. Cela favorisera une compréhension mutuelle plus profonde. Par exemple : Trouvez un moment calme et propice à la discussion, puis dites à votre partenaire : *"Ces derniers temps, je me suis sentie délaissée émotionnellement dans notre relation sexuelle. J'ai besoin de te partager ce que je ressens pour que nous puissions travailler ensemble sur notre intimité émotionnelle."*

- **Écoutez activement** : Soyez présente et attentive lorsque votre partenaire partage ses émotions. Écoutez activement, posez des questions et montrez de l'empathie. Évitez les distractions et les interruptions, et laissez-le s'exprimer librement. Montrez-lui que vous l'écoutez en maintenant un contact visuel, en hochant la tête pour montrer votre compréhension, et en évitant de l'interrompre.

- **Évitez les jugements** : Lorsque votre partenaire exprime ses émotions, évitez de les juger. Respectez ses sentiments et validez son expérience émotionnelle. Par exemple, s'il exprime ses propres frustrations, ne minimisez pas ses sentiments ou ne les rejetez pas. Au lieu de cela, montrez de l'empathie en disant quelque chose comme : *"Je comprends que tu puisses te sentir frustré. Tes émotions sont valides, et je suis là pour écouter et travailler ensemble sur ce problème."*

B. Cultiver des moments de qualité :

La création de moments de qualité renforce l'intimité émotionnelle dans un couple. Imaginons que vous souhaitiez renforcer la connexion émotionnelle avec votre partenaire dans votre relation sexuelle. Voici quelques conseils pour cultiver des moments de qualité avec votre partenaire:

- **Planifiez des activités ensemble :** Organisez des activités qui vous permettent de passer du temps de qualité ensemble. Cela peut être une promenade romantique, un dîner aux chandelles ou simplement regarder un film ensemble. **Par exemple :** Organisez une soirée spéciale où vous préparez un dîner romantique à la maison. Mettez-vous d'accord sur le menu, faites les courses ensemble et préparez le repas ensemble. Pendant le dîner, éteignez les téléphones et concentrez-vous sur votre compagnie. Cela vous permettra de passer du temps de qualité ensemble et de renforcer votre connexion émotionnelle.

- **Pratiquez la pleine conscience :** Soyez pleinement présente lorsque vous êtes avec votre partenaire. Évitez les distractions et concentrez-vous sur l'instant présent. Cela renforce la connexion émotionnelle et favorise une intimité plus profonde. Par exemple, lorsque vous partagez un moment intime ensemble, concentrez-vous sur les sensations physiques, les émotions et l'échange intime. Cela vous aidera à approfondir votre connexion émotionnelle.

- **Créez des rituels d'intimité :** Établissez des rituels qui vous permettent de vous connecter émotionnellement. Cela peut être se câliner chaque soir avant de dormir, partager un moment de gratitude ou prendre le temps de discuter de votre journée. Par exemple, vous pourriez prendre quelques instants pour vous câliner et vous embrasser tendrement avant de passer à l'acte. Vous pouvez également instaurer un rituel de gratitude, où vous partagez un moment pour exprimer votre reconnaissance l'un envers l'autre. Ces rituels renforcent la connexion émotionnelle et créent une intimité plus profonde.

C. Favoriser la confiance et la vulnérabilité

La confiance et la vulnérabilité sont des éléments clés de l'intimité émotionnelle. Voici quelques conseils pour favoriser la confiance et la vulnérabilité dans votre relation :

- **Soyez authentique :** Montrez votre véritable moi à votre partenaire. Soyez honnête et authentique dans vos paroles et vos actions. Cela crée un espace de confiance où vous pouvez être vulnérable. Par exemple, vous pourriez dire : *"Je me sens parfois anxieuse à propos de notre vie sexuelle, car j'ai l'impression que nous ne sommes pas aussi connectés émotionnellement que je le voudrais. J'ai vraiment envie de créer une intimité plus profonde entre nous."*
- **Partagez vos pensées et vos désirs :** Exprimez vos pensées, vos désirs et vos besoins à votre partenaire. La transparence favorise la compréhension mutuelle et renforce la connexion émotionnelle. Par exemple, vous pourriez dire: *"J'aimerais pouvoir avoir des conversations plus ouvertes sur nos fantasmes et nos attentes mutuelles en matière de sexualité. Je pense que cela pourrait renforcer notre intimité émotionnelle et notre plaisir ensemble."*
- **Acceptez la vulnérabilité de votre partenaire :** Accueillez la vulnérabilité de votre partenaire avec respect et compréhension. Soyez un soutien pour lui/elle et assurez-vous de créer un environnement sûr où il/elle se sent à l'aise de partager ses pensées et ses émotions. Par exemple, si votre partenaire vous dit: *"Je me sens parfois gêné de partager mes fantasmes avec toi"*, assurez-vous de créer un environnement sûr et bienveillant en répondant : *"Je comprends que cela puisse être difficile, mais je suis là pour te soutenir et t'écouter sans jugement. Je veux que tu te sentes en confiance pour partager tes pensées et tes désirs avec moi."*

En renforçant l'intimité émotionnelle avec votre partenaire, vous créez un lien plus profond et une base solide pour une libido épanouissante. En cultivant une communication émotionnelle authentique, des moments de qualité et une confiance mutuelle, vous nourrissez votre relation et favorisez une intimité émotionnelle enrichissante.

Techniques de communication pour exprimer ses désirs.

Exprimer ses désirs de manière claire et respectueuse est essentiel pour booster l'intimité et la libido dans un couple. Voici quelques techniques de communication pratiques pour vous aider à exprimer vos désirs à votre partenaire :

1: Utiliser le langage "Je"

L'utilisation du langage "Je" permet de prendre la responsabilité de vos propres désirs et besoins, tout en évitant de blâmer votre partenaire. Voici comment appliquer cette technique :

- **Identifiez votre désir :** Prenez le temps de réfléchir à vos désirs et à ce que vous aimeriez expérimenter ou ajouter à votre vie sexuelle. Par exemple : *"Je me sens attirée par l'idée d'explorer de nouveaux jeux de rôle dans notre intimité."*
- **Formulez votre demande en utilisant le langage "Je" :** Exprimez votre désir de manière claire en utilisant le langage "Je". Cela met l'accent sur vos propres sentiments et évite de blâmer ou de critiquer votre partenaire. Par exemple : *"Je serais ravie d'essayer de nouveaux jeux de rôle avec toi. Je pense que cela pourrait être une expérience excitante pour nous deux."*
- **Soyez ouvert(e) à la discussion :** Après avoir exprimé votre désir, soyez ouverte à la discussion avec votre partenaire. Écoutez ses réactions et soyez prête à trouver un terrain d'entente qui convient à vous deux. *Par exemple, vous pourriez dire : "J'aimerais discuter davantage de l'idée d'explorer de nouvelles activités sexuelles pour approfondir notre intimité émotionnelle. Qu'en penses-tu ? Je suis ouverte à entendre tes réactions et à trouver un terrain d'entente qui nous convient à tous les deux."*
- **Écoutez les réactions de votre partenaire :** Lorsque votre partenaire exprime ses réactions, soyez ouverte et à l'écoute. Évitez de juger ou de rejeter ses pensées. Laissez-le s'exprimer librement. Par exemple, s'il partage des inquiétudes ou des réserves, écoutez attentivement et montrez de l'empathie en disant : *"Je comprends que tu puisses avoir des préoccupations à ce sujet. Je suis là pour écouter et trouver un moyen de répondre à nos besoins mutuels."*
- **Trouvez un terrain d'entente :** À partir des réactions et des pensées de votre partenaire, cherchez un terrain d'entente qui convient à vous deux. Explorez les possibilités, discutez des limites et des compromis qui vous permettent

d'approfondir votre intimité émotionnelle tout en respectant le confort de votre partenaire. Il peut être utile de poser des questions ouvertes pour encourager la discussion et la recherche de solutions qui conviennent à tous les deux.

En étant ouverte à la discussion, à l'écoute et prête à trouver un terrain d'entente, vous favorisez une communication constructive et une recherche de solutions qui répondent aux besoins des deux partenaires. Cela permet d'établir une relation de confiance et de renforcer votre intimité émotionnelle dans votre relation sexuelle.

2: Utiliser des déclarations de désir positif :

Les déclarations de désir positif permettent d'exprimer vos souhaits de manière encourageante et stimulante. Voici comment l'appliquer :

- **Identifiez un désir positif :** Réfléchissez à un désir spécifique que vous aimeriez partager avec votre partenaire. Par exemple : *"J'aimerais expérimenter des massages sensuels avec toi."*
- **Formulez votre déclaration de désir positif :** Exprimez votre désir de manière positive et encourageante, en soulignant les bénéfices et les plaisirs potentiels pour vous deux. Par exemple *: "Je suis vraiment enthousiaste à l'idée d'explorer des massages sensuels avec toi. Je pense que cela pourrait ajouter une nouvelle dimension de plaisir et de connexion à notre intimité."*
- **Proposez une discussion ou une expérimentation :** Après avoir exprimé votre déclaration de désir positif, invitez votre partenaire à discuter de cette idée ou à expérimenter ensemble.

3: Utiliser le langage des souhaits :

Le langage des souhaits permet d'exprimer vos désirs de manière douce et subtile. Voici comment l'utiliser :

- **Identifiez un souhait :** Réfléchissez à un souhait intime que vous aimeriez partager avec votre partenaire. Par exemple : *"Je souhaite pouvoir explorer nos fantasmes les plus profonds ensemble."*
- **Formulez votre souhait de manière douce et subtile :** Exprimez votre souhait avec douceur, en utilisant des expressions qui invitent à la curiosité et à l'exploration. Par exemple : *"Je me demande ce que cela pourrait être d'explorer nos fantasmes les plus profonds ensemble. Je sens que cela pourrait renforcer notre connexion et nous permettre de nous découvrir encore plus."*

- **Invite à la discussion et à l'ouverture :** Après avoir exprimé votre souhait, invitez votre partenaire à partager ses propres souhaits et à ouvrir la conversation sur l'exploration mutuelle.

4: Utiliser les métaphores ou les analogies :

Les métaphores ou les analogies peuvent être des outils puissants pour exprimer subtilement vos désirs et attirer l'attention de votre partenaire. Voici comment l'appliquer :

1. **Identifiez votre désir :** Réfléchissez à un désir que vous aimeriez partager avec votre partenaire et trouvez une métaphore ou une analogie appropriée pour le décrire. Par exemple : *"J'aimerais que notre intimité soit comme une danse passionnée, où nos mouvements s'harmonisent parfaitement et nous emportent dans un tourbillon de plaisir."*

2. **Utilisez la métaphore ou l'analogie :** Exprimez votre désir en utilisant la métaphore ou l'analogie que vous avez choisie. Cela peut rendre votre message plus évocateur et intrigant. Par exemple : *"Notre intimité est comme une danse passionnée. J'aimerais que nous trouvions ce rythme ensemble, que nos mouvements se complètent et que nous nous laissions emporter par le plaisir que cela crée."*

3. **Invite à l'exploration :** À travers cette métaphore ou cette analogie, invitez votre partenaire à explorer cette idée plus en profondeur et à réfléchir à la manière dont vous pouvez créer cette harmonie ensemble.

5: Utiliser l'écriture ou les lettres d'amour :

L'écriture ou les lettres d'amour peuvent être des moyens romantiques et expressifs pour partager vos désirs avec votre partenaire. Voici comment l'appliquer :

- **Prenez le temps d'écrire :** Prenez un moment pour vous asseoir et écrire une lettre d'amour à votre partenaire, où vous exprimez vos désirs d'une manière poétique et touchante. Par exemple *: "Cher [Nom du partenaire], j'ai ressenti le besoin d'ouvrir mon cœur et de te parler de mes désirs les plus profonds. Je rêve de moments passionnés où nos corps s'entremêlent avec une harmonie parfaite..."*

- **Soyez créatif et spécifique :** Utilisez des descriptions détaillées pour exprimer vos désirs, en mettant l'accent sur les sensations, les émotions et les expériences que vous souhaitez partager avec votre partenaire. Par exemple :

"J'imagine nos caresses douces et tendres, nos baisers passionnés qui font frissonner chaque centimètre de notre peau, nos soupirs de plaisir qui se mélangent harmonieusement..."

- **Partagez la lettre avec votre partenaire :** Une fois la lettre écrite, choisissez un moment romantique pour la partager avec votre partenaire. Cela peut être une surprise romantique ou un moment intime que vous créez spécialement pour cela.

Ces techniques de communication, qu'il s'agisse d'utiliser des métaphores ou des analogies évocatrices ou de partager vos désirs à travers des lettres d'amour, peuvent apporter une dimension romantique et excitante à la façon dont vous exprimez vos désirs à votre partenaire. N'oubliez pas de les adapter à votre source et votre manières ☺ .

Exemple :

Voici un exemple concret d'une situation de couple et comment appliquer la communication sur le stress et l'anxiété en étapes :

Situation : Laura et David sont en couple depuis plusieurs années. Récemment, Laura a connu une période de stress intense liée à des problèmes au travail, ce qui a entraîné une diminution de sa libido. David remarque ce changement et souhaite soutenir Laura dans cette période difficile.

Étape 1: Reconnaître et exprimer ses émotions

Laura reconnaît qu'elle ressent du stress et de l'anxiété en raison de son travail. Elle décide d'ouvrir la discussion avec David pour partager ce qu'elle ressent.

- **Laura :** *"David, ces dernières semaines, j'ai ressenti beaucoup de stress et d'anxiété à cause de mon travail. Cela a eu un impact sur ma libido et je me sens dépassée. J'ai besoin de t'en parler pour que nous puissions trouver des solutions ensemble."*

Étape 2: Choisissez le bon moment

Laura choisit un moment où elle et David sont détendus et disponibles pour avoir une conversation sans interruptions.

- **Laura :** *"Est-ce que maintenant serait un bon moment pour discuter ? J'aimerais partager mes émotions et trouver des moyens de gérer le stress ensemble."*

- **David** : *"Bien sûr, je suis là pour toi. Nous pouvons nous asseoir et en parler. Je suis prêt à t'écouter."*

Étape 3: Exprimez vos émotions de manière claire

Laura exprime ses émotions de manière claire et sans accusation en utilisant "je" pour se centrer sur ses propres sentiments.

- **Laura** : *"Je me sens débordée et anxieuse à cause de la pression au travail. Cela affecte ma libido et je me sens frustrée. J'ai besoin de ton soutien et de trouver des moyens de gérer ensemble cette période stressante."*

Étape 4: Soyez ouvert à l'écoute

David écoute attentivement les émotions de Laura et lui assure qu'il est là pour la soutenir.

- **David** : *"Je suis désolé d'apprendre que tu traverses cette période stressante. Je suis là pour toi et je veux t'aider. Comment puis-je te soutenir davantage ? Parle-moi de ce qui te soulagerait."*

Étape 5: Trouver des solutions ensemble

Laura et David discutent des différentes solutions pour gérer le stress au travail et soutenir la libido de Laura.

- **Laura** : *"Je pense qu'il serait bénéfique de mettre en place des moments de détente, comme faire des activités relaxantes ensemble, prendre des pauses régulières pendant la journée de travail, et peut-être envisager des techniques de gestion du stress, comme la méditation ou le yoga. Qu'en penses-tu ?"*
- **David** : *"Je suis d'accord. Je suis prêt à participer à ces activités de détente et à t'aider à trouver des moments pour te reposer et te ressourcer. Nous pouvons également nous assurer de maintenir une communication ouverte pour partager nos préoccupations et nos besoins."*

En suivant ces étapes, Laura et David ont pu ouvrir la communication sur le stress et l'anxiété, identifier des solutions et se soutenir mutuellement dans cette période difficile. Cela permet de renforcer leur connexion et de créer un environnement favorable à une libido épanouie.

Comment sortir de la routine et monotonie ?

La routine et la monotonie peuvent également avoir un impact négatif sur la libido. Voici quelques conseils pour pimenter votre vie de couple :

1. **Expérimentez de nouvelles choses :** Essayez de nouvelles activités sexuelles, explorez des fantasmes communs ou introduisez des jeux de rôle pour raviver la passion et stimuler la libido. Proposez à votre partenaire d'expérimenter de nouvelles activités sexuelles pour raviver la passion et stimuler la libido. Par exemple, vous pourriez dire : *"J'ai lu sur une nouvelle pratique sexuelle qui pourrait être intéressante à essayer. Qu'en penses-tu ? Serait-ce quelque chose qui t'intéresserait d'explorer ensemble pour renouveler notre intimité émotionnelle ?"*

2. **Planifiez des escapades romantiques :** Organisez des escapades régulières pour sortir de la routine quotidienne et créer des moments d'intimité spéciaux. Par exemple, vous pourriez planifier un week-end dans un lieu romantique, une escapade dans un spa ou une soirée dans un hôtel pour passer du temps de qualité ensemble et raviver la flamme dans votre relation.

3. **Communiquez sur vos besoins et désirs :** Exprimez ouvertement vos besoins et vos désirs à votre partenaire. Soyez prêt(e) à écouter et à répondre à ses propres besoins pour maintenir une relation équilibrée et épanouissante. Par exemple, vous pourriez dire : *"J'aimerais que nous ayons une conversation honnête sur nos besoins et nos désirs sexuels. Je pense que cela pourrait nous aider à maintenir une relation équilibrée et épanouissante. Est-ce que tu serais ouvert(e) à partager tes propres besoins et à entendre les miens ?"*

En surmontant les problèmes de couple tels que le manque de communication et de connexion émotionnelle, les problèmes de confiance et la routine, vous pouvez améliorer votre relation et booster votre libido. Soyez ouvert(e) à la communication, à l'empathie et à l'exploration de nouvelles expériences pour renforcer votre intimité et votre plaisir mutuel.

Comment retrouver la connexion dans la relation ?

Dans ce chapitre, nous explorerons des conseils pratiques pour retrouver la connexion dans votre relation, ce qui peut avoir un impact positif sur la libido.

Accorder du temps de qualité à votre partenaire est essentiel pour renforcer la connexion émotionnelle et physique. Voici quelques conseils pour y parvenir :

1. **Planifiez des moments spéciaux :** Organisez des activités romantiques ou amusantes qui vous permettent de vous connecter, comme des dîners aux chandelles, des sorties en plein air ou des soirées à thème à la maison.

2. **Établissez des rituels de connexion :** Créez des rituels quotidiens ou hebdomadaires qui vous permettent de vous retrouver et de vous connecter, comme prendre un café ensemble le matin ou partager un moment de discussion avant de vous coucher.

3. **Éliminez les distractions :** Lorsque vous passez du temps ensemble, éliminez les distractions telles que les téléphones, les ordinateurs ou la télévision. Concentrez-vous sur votre partenaire et créez un espace propice à l'intimité et à la communication. Par exemple, vous pouvez décider de passer une soirée sans technologie, où vous vous consacrez entièrement l'un à l'autre. Profitez de ce moment pour discuter, jouer à des jeux de société ou simplement vous détendre ensemble.

B. <u>Pratiquez l'écoute active et l'empathie :</u>

L'écoute active et l'empathie renforcent la connexion émotionnelle entre les partenaires. Voici comment les pratiquer :

1. **Écoutez activement :** Accordez une attention totale à votre partenaire lorsque vous avez une conversation. Évitez les interruptions, posez des questions pour clarifier et montrez un véritable intérêt pour ce qu'il ou elle dit.

2. **Faites preuve d'empathie :** Mettez-vous à la place de votre partenaire et essayez de comprendre ses sentiments et ses perspectives. Montrez de l'empathie en exprimant votre compréhension et en validant ses émotions.

3. **Soyez ouverte et réceptive :** Créez un espace où votre partenaire se sent en sécurité pour partager ses pensées, ses désirs et ses préoccupations. Soyez réceptif(ve) et respectueux(se) de ses idées et de ses besoins.

C. <u>Ravivez l'intimité physique</u>

L'intimité physique joue un rôle essentiel dans la connexion entre les partenaires. Voici quelques conseils pour raviver cette intimité:

1. **Explorez de nouvelles expériences sexuelles :** Essayez de nouvelles positions, des jeux de rôle ou des jouets intimes pour raviver la passion et l'excitation dans votre vie sexuelle.

2. **Priorisez le toucher et les câlins :** Accordez-vous du temps pour les câlins, les caresses et les moments d'intimité physique sans nécessairement se focaliser sur l'acte sexuel. Le toucher et les gestes d'affection renforcent la connexion entre les partenaires.

3. **Communiquez sur vos besoins et désirs sexuels :** Exprimez ouvertement vos besoins et vos désirs sexuels à votre partenaire. Soyez à l'écoute de ses besoins et de ses limites, et trouvez des compromis qui vous permettent d'explorer votre intimité mutuellement satisfaisante.

En retrouvant la connexion dans votre relation à travers du temps de qualité, de l'écoute active et de l'empathie, et en ravivant l'intimité physique, vous pouvez stimuler la libido et renforcer la passion dans votre vie de couple. Soyez engagé(e) dans le processus et n'hésitez pas à chercher un soutien professionnel si nécessaire pour vous accompagner dans cette démarche.

Utilisation de langage corporel :

Lorsque vous parlez à votre partenaire de l'idée d'expérimenter de nouvelles activités sexuelles, utilisez un langage corporel :

- Qui montre votre enthousiasme et votre ouverture ;
- Qui montre votre écoute et votre engagement envers une communication saine.
- Qui transmet votre désir de connexion et d'intimité.
- Tenez-vous droite, maintenez un contact visuel ;
- Utilisez des gestes ouverts avec vos mains pour exprimer votre intérêt,
- Souriez, faites des contacts visuels doux
- Utilisez des gestes doux et affectueux, comme toucher légèrement le bras de votre partenaire.
- Soyez détendue, orientez votre corps vers votre partenaire pour montrer votre attention et utilisez des gestes doux pour souligner votre empathie.

En conclusion, il est clair que la santé sexuelle et l'épanouissement émotionnel sont profondément liés à la qualité de nos relations intimes. Les facteurs psychologiques et relationnels peuvent avoir un impact significatif sur notre libido et notre satisfaction sexuelle. Cependant, il existe des moyens de surmonter ces obstacles et de renforcer notre intimité émotionnelle. En identifiant et en traitant les problèmes de communication inefficace, de besoins non satisfaits et de différences de valeurs ou d'attentes, nous pouvons améliorer notre relation et notre vie sexuelle.

Cependant, en favorisant une communication ouverte, en exprimant nos besoins et en cherchant des solutions créatives, nous pouvons surmonter ces obstacles. Planifier des moments spéciaux, établir des rituels de connexion et éliminer les distractions sont autant de stratégies pour renforcer l'intimité émotionnelle.

En travaillant ensemble, en exprimant nos besoins et nos désirs, en favorisant une communication ouverte et en créant un espace de confiance et de respect, nous pouvons surmonter les obstacles relationnels et renforcer notre intimité émotionnelle. Cela ouvre la voie à une relation épanouissante, où la passion et la connexion profonde coexistent harmonieusement.

Partie III: Approches et techniques.

Dans cette partie, nous explorerons différentes approches et techniques qui peuvent aider à booster la libido chez les femmes. Nous aborderons des méthodes pratiques et des conseils pour stimuler le désir sexuel et favoriser une vie intime épanouissante.

Approches physiques pour stimuler la libido.

Dans cette section, nous explorerons des approches physiques qui peuvent aider à stimuler la libido chez les femmes. Comprendre comment le corps peut être stimulé pour augmenter le désir sexuel et renforcer la sensualité peut jouer un rôle essentiel dans l'épanouissement de la vie sexuelle. Nous partagerons des techniques pratiques pour favoriser une connexion plus profonde avec son corps et raviver la flamme de la libido féminine.

1.   Quels exercices physiques pour stimuler la libido ?

L'exercice physique régulier peut jouer un rôle significatif dans l'augmentation de la libido chez les femmes. Lorsque nous nous engageons dans une activité physique, notre corps libère des endorphines, des hormones du bien-être qui peuvent avoir un impact positif sur notre désir sexuel. Des exercices comme le yoga, la danse ou même une simple promenade peuvent aider à libérer les tensions, à améliorer la circulation sanguine et à augmenter l'énergie sexuelle.

Objectif : Utiliser l'exercice physique comme moyen de stimuler la libido et d'augmenter l'énergie sexuelle.

- Choisissez une activité physique que vous appréciez, comme le yoga, la danse, la marche, la natation, etc.
- Planifiez régulièrement des séances d'exercice dans votre emploi du temps.
- Essayez de vous engager dans une activité physique au moins 3 fois par semaine.
- Notez les effets positifs de l'exercice sur votre énergie sexuelle et votre désir.

L'importance de l'activité physique

L'activité physique régulière joue un rôle essentiel dans le maintien d'une libido saine et d'une vie sexuelle épanouissante. Voici quelques raisons pour lesquelles l'activité physique est importante :

1. **Amélioration de la circulation sanguine** : Lorsque vous faites de l'exercice, votre circulation sanguine s'améliore, ce qui favorise une meilleure vascularisation des organes génitaux. Cela peut augmenter la sensibilité et le plaisir sexuels.
2. **Renforcement de l'énergie et de l'endurance** : L'activité physique régulière peut augmenter vos niveaux d'énergie, réduire la fatigue et améliorer votre endurance. Cela peut vous aider à maintenir une activité sexuelle satisfaisante et à vous sentir plus en forme pour l'intimité.
3. **Libération d'endorphines** : L'exercice stimule la libération d'endorphines, des substances chimiques dans le cerveau qui procurent une sensation de bien-être et de bonheur. Ces endorphines peuvent avoir un impact positif sur votre humeur et votre désir sexuel.
4. **Réduction du stress et de l'anxiété** : L'activité physique est un excellent moyen de réduire le stress et l'anxiété, qui peuvent souvent être des facteurs qui diminuent la libido. Lorsque vous faites de l'exercice, votre corps libère des hormones de bien-être qui aident à détendre l'esprit et à favoriser une meilleure réceptivité sexuelle.
5. **Amélioration de l'estime de soi et de l'image corporelle** : L'activité physique régulière peut contribuer à renforcer l'estime de soi et l'image corporelle positive. En vous sentant bien dans votre corps, vous pouvez avoir une confiance accrue dans votre sexualité et dans votre relation intime.

Il est recommandé de trouver une activité physique qui vous plaît et de l'incorporer régulièrement dans votre routine. Cela peut être une variété d'activités telles que la marche, la course, la danse, le yoga, la natation ou tout autre type d'exercice qui vous motive. L'important est de trouver une activité que vous appréciez et de la pratiquer régulièrement pour en récolter les bienfaits. En intégrant l'activité physique dans votre vie quotidienne, vous pouvez non seulement améliorer votre santé globale, mais également stimuler votre libido et profiter d'une vie sexuelle épanouissante.

2. La relaxation et la gestion du stress

Le stress peut être un grand ennemi de la libido féminine. La relaxation et la gestion du stress sont donc essentielles pour favoriser une libido épanouie. Des techniques de relaxation telles que la méditation, la respiration profonde et les massages peuvent aider à réduire le stress, à calmer l'esprit et à favoriser un état de relaxation propice à l'éveil de la sensualité.

Objectif : Réduire le stress et favoriser un état de relaxation propice à la libido.

- Pratiquez la méditation ou la pleine conscience pour calmer l'esprit.
- Faites des exercices de respiration profonde pour vous détendre.
- Accordez-vous des moments de relaxation, comme prendre un bain chaud ou lire un livre.
- Identifiez les sources de stress dans votre vie et cherchez des moyens de les gérer, que ce soit par la délégation des tâches, l'établissement de limites ou la pratique de l'auto-soin.

La pratique de la pleine conscience :

peut être bénéfique pour booster la libido d'une femme en favorisant une connexion plus profonde avec ses sensations et son corps. Voici quelques étapes pour intégrer la pleine conscience dans votre vie quotidienne:

1. **Choisissez un moment propice :** Trouvez un moment de la journée où vous pouvez vous consacrer à la pleine conscience sans être dérangée. Cela peut être le matin, avant de commencer la journée, ou le soir, avant de vous coucher.
2. **Créez un environnement propice :** Trouvez un endroit calme et confortable où vous pourrez vous détendre et vous concentrer. Vous pouvez allumer des bougies, jouer de la musique douce ou utiliser des huiles essentielles pour créer une ambiance relaxante.
3. **Adoptez une position confortable :** Asseyez-vous ou allongez-vous dans une position qui vous permet de vous sentir à l'aise et détendue. Gardez votre dos droit pour favoriser une respiration profonde et régulière.
4. **Concentrez-vous sur votre respiration :** Portez votre attention sur votre respiration. Ressentez l'entrée et la sortie de l'air dans votre corps. Observez le rythme naturel de votre respiration sans chercher à le contrôler.
5. **Scan corporel :** Dirigez votre attention de manière consciente sur différentes parties de votre corps, en commençant par les pieds et en remontant progressivement jusqu'à la tête. Observez les sensations physiques dans chaque partie du corps, sans jugement ni interprétation.
6. **Prenez conscience de vos sensations :** Soyez attentif/attentive aux sensations physiques présentes dans votre corps, en particulier dans la région génitale. Ressentez les sensations de chaleur, de picotement ou de tension. Soyez curieuse/curieux de ces sensations sans jugement ni attente.
7. **Restez présente :** Lorsque des pensées ou des distractions surviennent, observez-les simplement sans vous y attacher. Ramenez doucement votre attention à votre respiration et aux sensations présentes dans votre corps.

8. Pratiquez régulièrement : Pour en tirer le maximum de bénéfices, pratiquez la pleine conscience régulièrement, idéalement tous les jours. Même quelques minutes par jour peuvent être bénéfiques.

La pratique régulière de la pleine conscience peut vous aider à être plus présente dans votre corps, à cultiver une plus grande conscience de vos sensations et à développer une connexion plus profonde avec votre libido. Soyez patiente avec vous-même et laissez la pratique évoluer naturellement au fil du temps.

Exercices de respiration profonde :

Voici un guide étape par étape pour pratiquer des exercices de respiration profonde afin de booster la libido chez une femme :

- **Étape 1 - Trouver un endroit calme et confortable :** Choisissez un endroit où vous vous sentez détendue et à l'aise. Cela peut être dans votre chambre, dans un espace de méditation ou tout autre lieu propice à la relaxation.
- **Étape 2 - Adopter une posture confortable :** Asseyez-vous ou allongez-vous dans une position qui vous permet de vous détendre complètement. Vous pouvez croiser les jambes en tailleur, vous asseoir sur une chaise ou vous allonger sur le dos, selon votre préférence.
- **Étape 3 - Fermer les yeux :** Fermez doucement les yeux pour vous concentrer davantage sur votre respiration et vous déconnecter des distractions visuelles extérieures.
- **Étape 4 - Prendre conscience de votre respiration :** Portez votre attention sur votre respiration naturelle. Remarquez comment votre corps se soulève et s'abaisse avec chaque inspiration et expiration. Essayez de vous connecter pleinement à ce flux respiratoire.
- **Étape 5 - Inspirer profondément par le nez :** Commencez à inspirer lentement et profondément par le nez. Ressentez l'air entrer dans vos narines et remplir doucement vos poumons. Laissez votre abdomen se dilater naturellement à mesure que vous inspirez.
- **Étape 6 - Expirez lentement par la bouche :** Poursuivez en expirant lentement par la bouche. Ressentez l'air chaud et les tensions se relâcher de votre corps à chaque expiration. Concentrez-vous sur la sensation de détente qui accompagne chaque expiration.
- **Étape 7 - Répéter le cycle de respiration profonde :** Continuez à inspirer profondément par le nez et à expirer lentement par la bouche. Essayez d'allonger progressivement votre inspiration et votre expiration, en prenant le

temps de remplir complètement vos poumons et de vider complètement l'air de vos poumons.

- **Étape 8 - Se concentrer sur le moment présent :** Pendant que vous pratiquez la respiration profonde, concentrez-vous sur le moment présent. Laissez les pensées et les soucis s'éloigner et permettez-vous d'être pleinement immergée dans votre expérience de respiration.
- **Étape 9 - Répéter l'exercice pendant quelques minutes :** Répétez cet exercice de respiration profonde pendant quelques minutes, en vous concentrant sur chaque inspiration et expiration. Laissez votre corps se détendre et votre esprit se calmer.
- **Étape 10 - Observer les effets :** Après avoir terminé les exercices de respiration profonde, prenez un moment pour observer les effets sur votre corps et votre esprit. Notez si vous ressentez un relâchement des tensions, une sensation de calme ou une augmentation de l'énergie.

Pratiquer régulièrement des exercices de respiration profonde peut aider à réduire le stress, à calmer l'esprit et à augmenter la circulation sanguine, ce qui peut contribuer à booster la libido chez une femme. N'hésitez pas à intégrer ces exercices dans votre routine quotidienne ou avant les moments intimes pour vous aider à vous connecter davantage avec votre corps et votre sexualité.

3. L'exploration sensorielle :

Une autre approche physique pour stimuler la libido consiste à explorer et à éveiller les sens. Prenez le temps de vous connecter avec votre corps et d'explorer les sensations qui vous procurent du plaisir. Utilisez des huiles de massage, des bougies parfumées ou des musiques sensuelles pour créer une ambiance propice à l'intimité et à la sensualité. Expérimentez différentes textures, caresses et stimulations pour découvrir ce qui vous excite le plus.

Objectif : Éveiller les sens et favoriser une connexion plus profonde avec votre corps.

- Créez une ambiance sensuelle dans votre environnement en utilisant des bougies parfumées, de la musique douce et des textiles doux.
- Explorez différentes textures en utilisant des plumes, des tissus, des glaçons, etc.
- Laissez votre conjoint vous faire des caresses sensuelles sur votre corps pour découvrir les zones qui vous procurent du plaisir.

- Expérimentez avec différents types de stimulation, comme les massages, les vibrations ou les jeux de température.

4. L'utilisation de produits stimulants

Certains produits stimulants peuvent également être utilisés pour augmenter la libido chez les femmes. Les aphrodisiaques naturels tels que le ginseng, le maca ou le chocolat noir sont réputés pour leurs propriétés stimulantes. De plus, des produits tels que les lubrifiants à base d'eau ou les jouets sexuels peuvent ajouter une dimension ludique et excitante à l'exploration sexuelle.

Objectif : Expérimenter l'utilisation de produits stimulants pour raviver la libido.

- Renseignez-vous sur les aphrodisiaques naturels, tels que le ginseng, le maca ou le chocolat noir, et intégrez-les à votre alimentation.
- Explorez l'utilisation de lubrifiants à base d'eau pour augmenter le plaisir et le confort lors des rapports sexuels.
- Découvrez différents jouets sexuels adaptés à vos préférences et expérimentez leur utilisation en solo ou avec un partenaire.
- Soyez à l'écoute de votre corps et de vos sensations lorsque vous utilisez ces produits, et ajustez en fonction de vos préférences et de votre confort.

Conclusion: En explorant les approches physiques pour stimuler la libido, les femmes peuvent trouver des moyens concrets d'améliorer leur désir sexuel et de renforcer leur connexion avec leur corps et leur sensualité. L'exercice physique régulier, la relaxation, l'exploration sensorielle et l'utilisation de produits stimulants peuvent tous contribuer à raviver la flamme de la libido féminine. Il est important d'expérimenter et d'écouter son corps pour découvrir ce qui fonctionne le mieux pour soi.

Approches psychologiques et émotionnelles

Dans cette section, nous aborderons des approches psychologiques et émotionnelles qui peuvent aider à stimuler la libido en travaillant sur les aspects émotionnels et mentaux. Il existe une variété de blocages émotionnels qui peuvent affecter le désir sexuel d'une personne. Voici quelques-uns des blocages émotionnels courants qui peuvent influencer la libido :

1. Conflits relationnels :

Les tensions, les conflits non résolus ou la communication inefficace au sein du couple peuvent perturber l'intimité émotionnelle et sexuelle. Les problèmes relationnels non résolus peuvent entraîner une diminution de la connexion émotionnelle et de l'excitation sexuelle. Ces conflits relationnels peuvent prendre de nombreuses formes, mais voici quelques exemples courants qui peuvent affecter l'intimité émotionnelle et sexuelle d'un couple :

1. **Manque de communication :** Si un couple a du mal à exprimer ses besoins, ses désirs ou ses préoccupations, cela peut entraîner une frustration et un manque de compréhension mutuelle. Le manque de communication peut également conduire à des malentendus et à des interprétations erronées, ce qui peut créer des tensions et des conflits non résolus.

2. **Désaccords persistants :** Les désaccords sur des sujets importants peuvent engendrer des tensions et des conflits dans une relation. Que ce soit des différences de valeurs, des objectifs contradictoires ou des conflits de pouvoir, lorsque ces désaccords ne sont pas résolus de manière satisfaisante, ils peuvent saper la confiance et l'intimité entre les partenaires.

3. **Manque de soutien émotionnel :** Lorsque l'un des partenaires ne se sent pas soutenu émotionnellement par l'autre, cela peut entraîner un sentiment d'isolement et de déconnexion. Le manque de soutien émotionnel peut faire naître des ressentiments et créer une distance émotionnelle, ce qui peut également affecter la satisfaction sexuelle du couple.

4. **Infidélité ou trahison :** La découverte d'une infidélité ou d'une trahison peut être extrêmement perturbante pour la relation. Cela peut entraîner des sentiments de colère, de tristesse, de méfiance et de trahison, ce qui peut avoir un impact significatif sur l'intimité émotionnelle et sexuelle du couple.

Que faire pour résoudre les conflits relationnels et restaurer l'intimité émotionnelle et sexuelle ?

1. **Communiquer ouvertement :** Il est essentiel d'établir une communication ouverte et honnête avec votre partenaire. Exprimez vos besoins, vos préoccupations et vos sentiments de manière respectueuse et écoutez activement votre partenaire. La communication ouverte peut aider à résoudre les conflits et à renforcer la compréhension mutuelle.

2. **Pratiquer l'empathie et la compassion :** Essayez de comprendre les émotions et les perspectives de votre partenaire. Cultivez la compassion et l'empathie en

reconnaissant les besoins et les désirs de l'autre. La compassion peut aider à rétablir la connexion émotionnelle et à favoriser une relation plus solide.

3. **Travailler sur l'intimité émotionnelle :** Consacrez du temps à développer l'intimité émotionnelle dans votre relation. Cela peut inclure des activités comme des discussions profondes, des moments de partage et de soutien mutuel. L'intimité émotionnelle renforcée peut avoir un impact positif sur l'intimité sexuelle.

4. **Cultiver l'intimité sexuelle :** Explorez ensemble les besoins et les désirs sexuels de chaque partenaire. Soyez ouverts à l'expérimentation, à la communication et à l'écoute des préférences de l'autre. La communication honnête et la recherche de solutions mutuellement satisfaisantes peuvent améliorer l'intimité sexuelle dans votre relation.

Il est important de noter que résoudre les conflits relationnels et restaurer l'intimité émotionnelle et sexuelle peut prendre du temps et nécessiter des efforts mutuels de la part des partenaires. Soyez patients et persévérez dans votre engagement envers votre relation.

2. Stress lié au corps et à l'image de soi :

Les pressions sociétales, les normes de beauté irréalistes et les complexes liés à l'apparence physique peuvent créer des tensions et des insécurités concernant son corps. Cette pression peut entraîner une baisse de la confiance en soi et une diminution du désir sexuel.

Le stress lié au corps et à l'image de soi peut être causé par différentes raisons. Voici quelques exemples courants :

1. **Pressions sociétales :** La société impose souvent des normes de beauté irréalistes, notamment à travers les médias et la publicité. Ces normes peuvent créer une pression pour correspondre à un certain idéal physique, ce qui peut engendrer des sentiments d'insécurité et de stress.

2. **Comparaison sociale :** Les réseaux sociaux et les interactions avec autrui peuvent inciter à la comparaison avec les autres. Les images retouchées et les mises en scène parfaites sur les réseaux sociaux peuvent donner l'impression que tout le monde possède un corps parfait, ce qui peut accentuer les complexes et le stress.

3. **Expériences passées :** Les expériences négatives liées à l'apparence physique, comme le harcèlement ou les moqueries, peuvent avoir un impact durable sur l'estime de soi et générer du stress.

4. **Modifications corporelles :** Les changements physiques naturels tels que le vieillissement, la prise ou la perte de poids, les cicatrices, ou les imperfections peuvent également causer du stress et des insécurités.

Que faire pour faire face à ce stress et améliorer son image de soi ?

1. **Pratiquer l'auto-acceptation :** Apprenez à vous accepter tel que vous êtes, avec vos forces et vos faiblesses. Travaillez sur la bienveillance envers vous-même et évitez de vous juger constamment.

2. **Remettez en question les normes de beauté :** Reconnaître que les normes de beauté sont souvent irréalistes et arbitraires peut vous aider à ne pas les prendre comme une mesure de votre valeur personnelle. Valorisez la diversité et la beauté dans toutes ses formes.

3. **Identifiez vos atouts et vos passions :** Focalisez-vous sur vos qualités personnelles, vos compétences et vos intérêts plutôt que sur votre apparence physique. Cultivez vos talents et engagez-vous dans des activités qui vous passionnent pour renforcer votre estime de soi.

4. **Pratiquez l'auto-soin :** Prenez soin de vous physiquement, mentalement et émotionnellement. Adoptez une alimentation équilibrée, faites de l'exercice régulièrement et prenez du temps pour vous détendre et vous ressourcer.

5. **Entourez-vous de soutien :** Parlez de vos préoccupations avec des amis proches, votre famille ou un professionnel de la santé mentale. Leur soutien et leurs encouragements peuvent vous aider à surmonter les insécurités et à renforcer votre confiance en vous.

6. **Modérez votre exposition aux médias sociaux :** Réduisez le temps passé sur les réseaux sociaux et soyez conscient des effets des images retouchées. Choisissez de suivre des personnes ou des comptes qui promeuvent une image corporelle positive et réaliste.

Rappelez-vous qu'il est normal d'avoir des préoccupations concernant son apparence, mais votre valeur en tant qu'individu ne se limite pas à votre physique. Cultiver une attitude positive envers vous-même et chercher à vous épanouir dans tous les aspects de votre vie contribuera à une meilleure estime de soi et à un bien-être global.

1. **Prenez conscience de vos pensées et de vos jugements :** Soyez attentif à vos pensées négatives et critiques envers votre corps ou votre image. Identifiez les moments où vous vous jugez et remettez en question ces pensées.

2. **Cultivez la bienveillance envers vous-même :** Remplacez les pensées négatives par des pensées positives et encourageantes. Parlez-vous comme vous le feriez à un ami cher. Soyez gentil et bienveillant envers vous-même.

3. **Acceptez vos forces et vos faiblesses :** Reconnaître et apprécier vos qualités et vos compétences vous aidera à développer une image de soi positive. Célébrez vos réussites et ne vous focalisez pas uniquement sur vos défauts.

4. **Pratiquez la gratitude :** Chaque jour, prenez le temps de réfléchir à ce que vous appréciez chez vous, que ce soit des caractéristiques physiques, des traits de personnalité ou des accomplissements. Écrivez-les dans un journal de gratitude si cela vous aide.

5. **Évitez la comparaison avec autrui :** La comparaison avec les autres peut être toxique pour l'estime de soi. Rappelez-vous que chaque personne est unique et que vous n'avez pas besoin de vous comparer à autrui pour vous sentir bien dans votre peau.

6. **Pratiquez l'amour de soi :** Prenez du temps pour vous chouchouter et vous faire plaisir. Faites des activités qui vous font du bien et qui vous aident à vous sentir bien dans votre corps, comme l'exercice physique, le yoga, la méditation, ou tout autre passe-temps qui vous apporte de la joie.

7. **Élargissez votre vision de la beauté :** Remettez en question les normes de beauté conventionnelles et ouvrez-vous à une définition plus large de la beauté. Reconnaître et apprécier la diversité des corps et des apparences peut vous aider à vous sentir plus accepté et à vous accepter vous-même.

8. **Soyez patient avec vous-même :** L'auto-acceptation est un processus qui peut prendre du temps. Ne vous découragez pas si vous rencontrez des moments de doute ou de rechute. Restez engagé dans votre cheminement vers l'acceptation de soi et la bienveillance.

9. **Cherchez un soutien si nécessaire :** Si vous éprouvez des difficultés importantes à vous accepter ou à améliorer votre image de soi, il peut être bénéfique de consulter un professionnel de la santé mentale, tel qu'un psychologue ou un thérapeute spécialisé dans les troubles de l'image corporelle.

Rappelez-vous qu'apprendre à s'accepter soi-même est un voyage individuel. Soyez doux avec vous-même et faites de petits pas chaque jour vers une meilleure auto-acceptation.

3. Épuisement émotionnel et physique :

Le stress chronique, les responsabilités professionnelles et familiales accrues, ou l'épuisement émotionnel peuvent épuiser les réserves d'énergie et réduire le désir sexuel. Lorsque l'on se sent épuisé ou surmené, il peut être difficile de trouver la motivation et l'énergie pour l'intimité sexuelle.

Que faire pour faire face à l'épuisement émotionnel et physique :

> **Prenez soin de votre bien-être :** Accordez-vous du temps pour vous reposer, vous détendre et vous ressourcer. Priorisez le sommeil de qualité et cherchez des moyens de réduire le stress, comme la méditation, le yoga ou les exercices de respiration.

> **Communiquez ouvertement :** Parlez à votre partenaire de votre épuisement et de son impact sur votre désir sexuel. La communication ouverte et honnête peut aider à trouver des solutions et à maintenir une connexion émotionnelle pendant les périodes d'épuisement.

> **Établissez des limites :** Apprenez à dire non lorsque vous vous sentez submergé par les demandes professionnelles ou familiales. Définissez des limites claires et protégez votre temps et votre énergie pour vous permettre de récupérer et de vous recharger.

> **Partagez les responsabilités :** Si possible, déléguez certaines tâches ou demandez de l'aide à votre partenaire, à des membres de la famille ou à des amis. Partager les responsabilités peut alléger la charge émotionnelle et physique, libérant ainsi de l'énergie pour l'intimité sexuelle.

> **Faites de l'exercice physique régulièrement :** L'activité physique peut aider à réduire le stress, à augmenter les niveaux d'énergie et à améliorer l'humeur. Trouvez une activité qui vous plaît et intégrez-la dans votre routine quotidienne.

> **Planifiez des moments d'intimité :** Même si cela peut sembler contre-intuitif, planifier des moments d'intimité avec votre partenaire peut aider à maintenir une connexion physique et à maintenir le désir sexuel, même pendant les périodes d'épuisement. Trouvez des créneaux horaires où vous êtes tous les deux disponibles et détendus.

4. Manque de connexion émotionnelle :

Un manque de connexion émotionnelle avec votre partenaire peut diminuer le désir sexuel. Si vous ne vous sentez pas compris, soutenu ou en sécurité émotionnellement dans votre relation, cela peut entraver votre envie d'intimité sexuelle. Par exemple, imaginons que vous partagez régulièrement vos émotions et vos préoccupations avec votre partenaire, mais il ou elle minimise constamment vos sentiments ou les rejette. Vous ne vous sentez pas compris et vos besoins émotionnels ne sont pas pris en compte. Cette situation crée un manque de connexion émotionnelle et peut influencer votre désir d'engagement sexuel avec votre partenaire. Dans cette situation, vous pouvez ressentir un sentiment de rejet, de frustration et de solitude émotionnelle, ce qui peut entraîner une diminution du désir sexuel. Vous pouvez également ressentir une résistance à l'idée d'être vulnérable ou intime avec votre partenaire, car vous ne vous sentez pas en sécurité émotionnelle dans la relation.

Pour faire face à cette situation, il est important de communiquer ouvertement avec votre partenaire sur vos sentiments et vos besoins émotionnels. Exprimez votre désir d'une connexion émotionnelle plus profonde et d'un soutien mutuel. Essayez de trouver des moments pour discuter en profondeur et de manière attentive de vos émotions, de vos préoccupations et de vos attentes dans la relation.

5. Croyances négatives sur la sexualité :

Des croyances négatives, des tabous ou une éducation restrictive autour de la sexualité peuvent créer des blocages émotionnels et inhiber la libido. Ces croyances peuvent provenir de l'enfance, de la culture ou de l'éducation religieuse, et peuvent nécessiter une exploration et une remise en question pour libérer la sexualité.

6. Peur de l'intimité ou de l'engagement :

La peur de l'intimité émotionnelle ou de l'engagement dans une relation peut créer des blocages émotionnels qui affectent la libido. Cette peur peut être due à des expériences passées, à des blessures émotionnelles ou à une faible estime de soi.

Si par exemple vous avez connu une relation passée qui s'est terminée par une rupture douloureuse, ce qui a laissé des blessures émotionnelles profondes. Depuis lors, vous avez développé une peur de l'intimité émotionnelle et de l'engagement, car vous craignez de revivre la douleur et les déceptions du passé.

Que faire : La clé est d'explorer et de guérir les blessures émotionnelles sous-jacentes à votre peur de l'intimité, en travaillant sur votre estime de soi et en développant une communication ouverte avec votre partenaire. Avec du temps, de la patience et un soutien approprié, il est possible de surmonter la peur de l'intimité et de l'engagement, ce qui peut libérer votre libido et favoriser des relations plus épanouissantes.

7. Ressentiment et rancune :

Les conflits non résolus, les blessures émotionnelles ou les sentiments de rancune envers votre partenaire peuvent créer des blocages émotionnels qui entravent la connexion sexuelle. La présence de ressentiments peut rendre difficile l'ouverture et l'intimité émotionnelle nécessaires pour un désir sexuel épanoui.

Vous et votre partenaire avez traversé des conflits et des blessures émotionnelles qui n'ont pas été résolus. Ces conflits non résolus et les sentiments de rancune persistent, créant un climat de tension et d'hostilité dans votre relation.

Que faire : Travailler sur la résolution des conflits et la guérison des ressentiments peut contribuer à ouvrir la voie à une plus grande intimité émotionnelle et à un désir sexuel épanoui. Cela nécessite un engagement mutuel et une volonté de faire face aux problèmes sous-jacents et de travailler ensemble pour reconstruire la confiance et la connexion émotionnelle. Identifiez les problèmes non résolus dans votre relation et travaillez ensemble pour les aborder de manière constructive. Et Pratiquez le pardon et la compassion : Essayez de cultiver le pardon envers votre partenaire et vous-même. Le pardon ne signifie pas oublier ou minimiser les blessures, mais plutôt libérer le fardeau émotionnel des ressentiments et se donner la possibilité de guérir et de reconstruire la confiance.

8. Dépendance affective :

Une dépendance émotionnelle excessive envers votre partenaire peut avoir un impact négatif sur la libido. Lorsque la satisfaction émotionnelle et le bien-être dépendent uniquement de la présence ou de l'attention de l'autre, cela peut diminuer l'élan pour l'intimité sexuelle. En raison de cette dépendance affective, votre désir sexuel peut diminuer. Vous pouvez avoir du mal à être pleinement présent(e) dans l'intimité sexuelle car votre attention est davantage focalisée sur le besoin de validation émotionnelle provenant de votre partenaire plutôt que sur le plaisir et la connexion sexuelle.

Pour faire face à cette situation, voici quelques actions à considérer :

1. **Développez votre indépendance émotionnelle :** Travaillez sur votre confiance en vous, votre estime de soi et votre capacité à vous sentir bien sans dépendre exclusivement de votre partenaire pour votre bonheur. Engagez-vous

dans des activités qui vous apportent de la joie et de l'épanouissement personnel, indépendamment de votre relation amoureuse.

2. **Créez un soutien social :** Développez un réseau d'amis et de relations sociales en dehors de votre relation amoureuse. Avoir d'autres sources de soutien et de connexion émotionnelle peut réduire votre dépendance excessive envers votre partenaire.

3. **Pratiquez l'autonomie :** Prenez des décisions indépendantes et appréciez votre individualité. Faites des activités seul(e), poursuivez vos intérêts personnels et accordez-vous du temps pour vous-même.

4. **Communiquez ouvertement avec votre partenaire :** Parlez de vos besoins et de vos préoccupations avec votre partenaire. Exprimez votre désir d'une relation plus équilibrée et d'une indépendance émotionnelle mutuelle. Travaillez ensemble pour établir des limites saines et des attentes réalistes dans votre relation.

5. **Considérez une thérapie individuelle :** Si votre dépendance affective persiste et a un impact significatif sur votre relation et votre vie sexuelle, envisagez de consulter un thérapeute spécialisé dans les problèmes de dépendance et d'estime de soi. Un professionnel qualifié peut vous aider à explorer les causes sous-jacentes de votre dépendance et à développer des stratégies pour une relation plus saine et épanouissante.

9. Décalage de désir :

Lorsque les niveaux de désir sexuel diffèrent entre les partenaires, cela peut créer des blocages émotionnels dans la relation. Le partenaire avec un désir sexuel plus élevé peut se sentir frustré, rejeté ou non désiré, tandis que l'autre partenaire peut se sentir stressé ou anxieux face aux attentes sexuelles. Ces sentiments peuvent influencer négativement la libido.

Que faire :

1. **Communication ouverte et compréhension mutuelle :** Parlez ouvertement avec votre partenaire de vos besoins et attentes sexuelles. Essayez de comprendre les différences de désir sexuel et les raisons qui peuvent les influencer. Écoutez attentivement les besoins et les préoccupations de votre partenaire sans jugement.

2. **Compromis et négociation :** Trouvez des compromis qui répondent aux besoins des deux partenaires. Par exemple, vous pourriez explorer des

solutions telles que des moments dédiés à l'intimité où votre partenaire peut se sentir plus à l'aise et moins stressé(e). L'important est de trouver un équilibre qui permette aux deux partenaires de se sentir respectés et satisfaits.

3. **Exploration de nouvelles formes d'intimité :** Si le désir sexuel diffère, explorez d'autres formes d'intimité qui peuvent être satisfaisantes pour les deux partenaires, comme des moments de tendresse, de câlins, de massages ou de jeux sensuels. Cela peut aider à maintenir une connexion émotionnelle et physique, même en dehors de l'acte sexuel en lui-même.

4. **Cherchez des solutions professionnelles :** Si le décalage de désir sexuel persiste et crée une détresse dans la relation, envisagez de consulter un thérapeute sexologue ou de couple. Un professionnel qualifié peut vous aider à explorer les causes sous-jacentes du décalage de désir, à développer des compétences de communication et à trouver des stratégies adaptées à votre situation.

Il est important de reconnaître que les niveaux de désir sexuel peuvent varier naturellement entre les partenaires. L'objectif est de trouver des solutions qui respectent les besoins et les limites de chacun, tout en maintenant une connexion émotionnelle et en favorisant une satisfaction mutuelle.

10. Problèmes de performance sexuelle :

Les préoccupations liées à la performance sexuelle, comme l'anxiété de performance, les problèmes d'érection ou d'éjaculation prématurée, peuvent causer du stress et des blocages émotionnels. La pression de performer peut inhiber le désir sexuel et créer des obstacles à l'intimité.

11. Faible satisfaction relationnelle globale :

Lorsque la satisfaction générale dans la relation est faible, cela peut se traduire par une baisse de la libido. Les problèmes de communication, les conflits fréquents ou un manque de connexion émotionnelle et de soutien peuvent influencer négativement le désir sexuel.

Il est important de noter que ces blocages émotionnels peuvent être interconnectés et qu'ils peuvent varier d'une personne à l'autre. L'exploration de ces blocages avec l'aide d'un professionnel de la santé mentale ou d'un thérapeute spécialisé en santé sexuelle peut être bénéfique pour travailler à les surmonter et à rétablir une libido épanouie. Si malgré vos efforts pour améliorer la connexion émotionnelle, vous ne constatez pas de changement positif, il peut être utile de chercher un soutien extérieur, tel qu'un thérapeute de couple. Un professionnel peut vous aider à explorer les dynamiques de votre relation, à développer des compétences en communication et à trouver des moyens de renforcer la connexion émotionnelle, ce qui peut influencer positivement votre désir sexuel et votre satisfaction globale dans la relation

Gestion du sommeil et de la fatigue.

Dans cette section, nous explorerons l'importance d'une bonne gestion du sommeil et de la fatigue pour maintenir une libido saine.

Un sommeil de qualité et suffisant est essentiel pour maintenir un bon équilibre hormonal, une énergie adéquate et une fonction sexuelle optimale. Voici quelques points importants à considérer :

1. **Durée de sommeil adéquate :** Il est recommandé d'avoir entre 7 à 9 heures de sommeil par nuit pour la plupart des adultes. Respecter cette plage de sommeil permet de régénérer le corps et de recharger les niveaux d'énergie, favorisant ainsi une libido saine.

2. **Routine de sommeil régulière :** Établissez une routine de coucher régulière en allant vous coucher et en vous réveillant à des heures similaires tous les jours, même les jours de repos. Cela aide à réguler votre horloge interne et à favoriser l'endormissement. Par exemple : Créez une liste de tâches pour votre routine de coucher, comprenant des activités relaxantes telles que la lecture d'un livre, la méditation ou l'écoute de musique apaisante. Suivez cette routine chaque soir pour signaler à votre corps qu'il est temps de se préparer à dormir.

3. **Créer un environnement propice au sommeil :** Assurez-vous de créer un environnement calme, sombre et confortable dans votre chambre à coucher. Éliminez les distractions, comme les appareils électroniques, et utilisez des techniques de relaxation, comme la méditation ou l'écoute de musique douce, pour favoriser un sommeil réparateur. Assurez-vous que votre chambre est sombre, calme et fraîche. Utilisez des rideaux occultants ou un masque pour les yeux pour bloquer la lumière extérieure, des bouchons d'oreille ou une machine à bruit blanc pour atténuer les sons indésirables, et réglez la température de la pièce à une température confortable.

4. **Évitez les stimuli avant le coucher :** Évitez les écrans tels que les téléphones, les tablettes et les ordinateurs au moins une heure avant le coucher, car la lumière bleue émise par ces appareils peut perturber votre rythme circadien. Privilégiez des activités relaxantes comme la lecture, le yoga doux ou la méditation.

5. **Gestion du stress et de l'anxiété :** Le stress et l'anxiété peuvent perturber le sommeil et diminuer la libido. Pratiquez des techniques de gestion du stress, telles que la méditation, la respiration profonde ou le journaling, pour vous aider à vous détendre avant de vous coucher. (revoir le chapitre)

6. **Éviter les stimulants :** Limitez la consommation de caféine, d'alcool et de nicotine, surtout en fin de journée, car ils peuvent perturber le sommeil. Optez plutôt pour des boissons apaisantes, comme une tisane à la camomille, pour vous détendre avant le coucher.

7. **Traiter les troubles du sommeil :** Si vous souffrez de troubles du sommeil tels que l'insomnie ou l'apnée du sommeil, consultez un professionnel de la santé pour obtenir un traitement approprié. Le traitement des problèmes de sommeil sous-jacents peut améliorer la qualité de votre sommeil et, par conséquent, votre libido.

En gérant votre sommeil de manière adéquate, vous pouvez augmenter votre énergie, réduire la fatigue et favoriser une libido saine. N'hésitez pas à adopter de bonnes habitudes de sommeil et à consulter un professionnel de la santé si vous rencontrez des problèmes persistants de sommeil ou de fatigue.

Techniques pour améliorer le sommeil :

1.   Technique de relaxation progressive des muscles :

- Allongez-vous confortablement dans votre lit.
- Commencez par les muscles de vos pieds et contractez-les pendant quelques secondes, puis relâchez-les complètement.
- Remontez progressivement le long de votre corps, en contractant et en relâchant chaque groupe musculaire, en passant par les jambes, les hanches, l'abdomen, le dos, les bras, les épaules et le visage.
- Concentrez-vous sur la détente de chaque muscle et respirez profondément tout au long de l'exercice.
- Terminez en visualisant votre corps détendu et en vous laissant porter par cette sensation de relaxation profonde.

Conseils et astuces : Pratiquez cette technique chaque soir avant de vous coucher pour entraîner votre corps à se détendre et à se préparer au sommeil. Et combinée avec une respiration profonde, cette technique peut vous aider à vous relaxer et à lâcher prise avant de vous endormir.

2.   Technique de respiration 4-7-8 :

- Allongez-vous dans votre lit avec les yeux fermés.
- Inspirez profondément par le nez pendant 4 secondes, en remplissant votre abdomen d'air.
- Retenez votre souffle pendant 7 secondes.

- Expirez lentement par la bouche pendant 8 secondes, en relâchant complètement l'air de vos poumons.
- Répétez cette séquence de respiration pendant quelques minutes, en vous concentrant sur le rythme et le calme de votre respiration.

3. Technique de visualisation guidée :

- Allongez-vous confortablement dans votre lit.
- Fermez les yeux et imaginez-vous dans un endroit paisible et relaxant, comme une plage, une forêt ou un jardin.
- Visualisez les détails de cet endroit, les couleurs, les odeurs et les sons.
- Plongez-vous dans cette scène et ressentez la sérénité et la tranquillité qu'elle vous procure.
- Restez dans cet état de visualisation aussi longtemps que nécessaire pour vous détendre et vous sentir prêt(e) à vous endormir.

Conseils et astuces : La visualisation guidée peut vous aider à détourner votre attention des pensées stressantes ou anxieuses, favorisant ainsi un état de calme propice au sommeil. Vous pouvez trouver des enregistrements audio de visualisation guidée spécifiquement conçus pour le sommeil, ou créer votre propre script de visualisation en vous basant sur vos endroits préférés et relaxants.

4. Technique de journalisation des pensées :

- Gardez un journal près de votre lit.
- Avant de vous coucher, écrivez vos pensées, vos préoccupations et vos soucis dans le journal.
- Écrivez également des choses positives, des gratitudes ou des moments de la journée qui vous ont apporté de la joie.
- Cette pratique vous aide à évacuer les pensées qui pourraient vous préoccuper, vous permettant ainsi de vous détendre davantage avant de dormir.

Conseils et astuces : Faites de la journalisation une routine régulière avant le coucher pour libérer votre esprit des pensées envahissantes. Et essayez de focaliser davantage sur les aspects positifs et encourageants de votre journée dans votre journal.

5. Technique de la respiration abdominale :

- Allongez-vous confortablement dans votre lit.
- Placez une main sur votre abdomen, juste en dessous de votre nombril.
- Respirez lentement et profondément par le nez, en sentant votre abdomen se soulever.

- Expirez doucement par la bouche, en sentant votre abdomen descendre.
- Concentrez-vous sur votre respiration et sur les sensations de détente qui l'accompagnent.

Conseils et astuces : Pratiquez cette technique de respiration pendant plusieurs minutes, en vous concentrant uniquement sur votre respiration. Cela peut vous aider à vous détendre et à calmer votre esprit, favorisant ainsi l'endormissement.

6. Technique du réveil paradoxal :

- Si vous vous réveillez au milieu de la nuit et ne pouvez pas vous rendormir, sortez du lit et faites une activité calme et relaxante, comme lire un livre ou écouter de la musique douce.
- Évitez les écrans lumineux, car ils peuvent stimuler votre cerveau et rendre le sommeil plus difficile.
- Revenez au lit lorsque vous commencez à ressentir la somnolence, même si cela signifie vous lever plus tôt que prévu.

Conseils et astuces : Évitez de regarder l'heure lorsque vous vous réveillez, car cela peut créer de l'anxiété et rendre le sommeil encore plus difficile. Et limitez votre temps hors du lit à environ 20-30 minutes, puis retournez vous coucher.

7. Technique de la restriction du sommeil :

- Définissez une heure de coucher et une heure de réveil régulières et respectez-les strictement, même les week-ends.
- Si vous avez du mal à vous endormir, évitez de passer trop de temps au lit sans dormir.
- Limitez votre temps de sommeil à la période pendant laquelle vous êtes réellement endormi(e), et augmentez progressivement cette période au fil du temps.

Conseils et astuces : Consultez un professionnel de la santé pour obtenir des conseils spécifiques sur la restriction du sommeil si vous pensez que cela pourrait vous convenir. Cette technique peut aider à renforcer votre rythme de sommeil et à améliorer la qualité de votre sommeil à long terme.

8. Conseils supplémentaires pour les périodes d'insomnie :

- **Sortez du lit :** Si vous n'arrivez pas à vous endormir après 20 à 30 minutes, sortez de votre lit et allez dans une autre pièce. Faites une activité calme et relaxante, comme lire un livre ou écouter de la musique apaisante, jusqu'à ce que vous vous sentiez somnolent(e). Revenez ensuite au lit.

- **Évitez les écrans avant le coucher :** Évitez les écrans tels que les téléphones, les tablettes et les ordinateurs au moins une heure avant le coucher. La lumière bleue émise par ces appareils peut perturber votre rythme circadien et inhiber la production de mélatonine, une hormone essentielle au sommeil.

- **Créez un environnement propice au sommeil :** Assurez-vous que votre chambre est sombre, calme et fraîche. Utilisez des rideaux occultants, des bouchons d'oreille ou une machine à bruit blanc pour atténuer les distractions externes. Réglez la température de la pièce à une température confortable.

- **Adoptez une routine relaxante avant le coucher :** Créez une routine relaxante avant de vous coucher pour préparer votre corps et votre esprit au sommeil. Cela peut inclure des activités comme prendre un bain chaud, lire un livre, méditer ou écouter de la musique apaisante.

- **Pratiquez la relaxation et la méditation :** Essayez des techniques de relaxation, telles que la méditation, la respiration profonde ou la relaxation musculaire progressive, pour vous détendre et calmer votre esprit avant de vous coucher. Ces pratiques peuvent vous aider à relâcher les tensions et à favoriser un état de relaxation propice au sommeil.

- Évitez de regarder l'heure en cas d'insomnie, car cela peut accroître l'anxiété liée au sommeil.

- Évitez les repas lourds et l'exercice intense juste avant le coucher.
- Évitez les siestes prolongées pendant la journée.

- **Consultez un professionnel de la santé :** Si vous avez des difficultés persistantes à dormir et que cela affecte considérablement votre qualité de vie, n'hésitez pas à consulter un professionnel de la santé. Ils pourront évaluer vos problèmes de sommeil et vous fournir des conseils et des recommandations personnalisés.

Rappelez-vous que chaque personne est différente et que ce qui fonctionne pour une personne peut ne pas fonctionner pour une autre. Essayez différentes techniques et ajustez-les en fonction de vos besoins individuels. Soyez patient(e) et persévérant(e) dans votre recherche de méthodes qui vous aident à mieux dormir.

Techniques de stimulation sexuelle .

Dans cette section, nous explorerons différentes techniques de stimulation sexuelle pour aider à booster la libido chez les femmes. Si vous avez du mal à vous stimuler sexuellement, voici quelques techniques, conseils et astuces qui peuvent vous aider:

1. Fantasmes :

Les fantasmes sexuels sont des pensées ou des scénarios érotiques qui peuvent être utilisés pour stimuler l'excitation sexuelle et booster la libido. Ils permettent d'explorer des désirs et des scénarios qui peuvent être excitants et stimulants.

- Prenez du temps pour fantasmer et laissez votre imagination vous guider.
- Explorez différents types de fantasmes, qu'ils soient basés sur des situations réalistes ou plus imaginaires.
- Vous pouvez écrire vos fantasmes dans un journal intime ou les partager avec votre partenaire de confiance.

2. Jeux de rôle :

Les jeux de rôle sont une forme de jeu sexuel où vous et votre partenaire incarnez des personnages fictifs ou des rôles différents. Cela peut ajouter du piquant et de l'excitation à votre vie sexuelle, en permettant d'explorer des scénarios et des fantasmes plus complexes.

- Discutez avec votre partenaire de vos fantasmes et de vos envies en matière de jeux de rôle.
- Choisissez des rôles ou des scénarios qui vous intéressent tous les deux.
- Préparez des costumes ou des accessoires qui correspondent au jeu de rôle choisi.
- Créez une ambiance propice en utilisant des jeux de rôle pour stimuler l'imagination et l'excitation.

4. Explorez votre corps :

- Prenez le temps d'explorer votre corps, demande à votre mari de caresser vos différentes zones érogènes.
- Vous devez essayer différentes techniques de toucher, en variant la pression, la vitesse et les mouvements.
- Utilisez des lubrifiants pour augmenter le confort et faciliter la stimulation.
- Soyez curieuse et attentive aux sensations qui vous procurent du plaisir.

Conseils et astuces : Essayez de vous détendre et de vous mettre dans un état d'esprit positif et ouvert. Soyez patiente et donnez-vous le temps d'explorer votre corps sans pression. Expérimentez différents types de stimulations (caresses, frottements, pressions légères, etc.) pour découvrir ce qui vous procure le plus de plaisir. Utilisez un miroir pour observer votre corps et vous familiariser avec votre anatomie.

Préliminaires et jeux sexuels :

- Les préliminaires sont une partie essentielle de l'activité sexuelle, car ils permettent d'augmenter l'excitation et de préparer le corps à l'acte sexuel.
- Explorez différents types de préliminaires, tels que les caresses, les baisers, les massages sensuels et l'utilisation de la langue.
- Utilisez des jeux sexuels pour pimenter vos préliminaires, comme le jeu de rôle, les dés érotiques ou les jeux de cartes coquins.

Conseils et astuces : Communiquez ouvertement avec votre partenaire sur vos préférences et vos désirs en matière de préliminaires, et prenez le temps de découvrir les zones érogènes de votre partenaire et de lui donner du plaisir. Variez les techniques et les rythmes pour maintenir l'excitation sexuelle.

5. Prenez soin de vous globalement :

- Assurez-vous de prendre soin de votre bien-être général en adoptant un mode de vie sain.
- Faites de l'exercice régulièrement pour stimuler votre énergie et votre circulation sanguine.
- Adoptez une alimentation équilibrée et hydratez-vous suffisamment pour favoriser une bonne santé physique et mentale.

Conseils et astuces : Pratiquez des techniques de gestion du stress, comme la méditation, la respiration profonde ou le yoga, pour vous détendre et vous libérer des tensions. Accordez-vous des moments de plaisir et de détente dans votre quotidien, en faisant des activités qui vous procurent de la joie et de la satisfaction Et adressez-vous à un professionnel de la santé spécialisé en sexualité si vous avez des préoccupations ou des difficultés persistantes.

6. Essayez de nouvelles positions sexuelles :
- Explorez différentes positions sexuelles pour stimuler votre plaisir et votre excitation.
- Essayez des positions qui favorisent une plus grande stimulation du clitoris, du point G ou d'autres zones érogènes.
- Expérimentez des variations, des angles et des profondeurs pour trouver ce qui vous convient le mieux.

Conseils et astuces : Communiquez ouvertement avec votre partenaire sur les positions que vous souhaitez essayer. Et utilisez des oreillers, des supports ou des accessoires pour améliorer le confort et la stabilité pendant les positions sexuelles.

7. Pratiquez la méditation sexuelle :

- La méditation sexuelle consiste à se concentrer pleinement sur les sensations et les sentiments pendant l'activité sexuelle.
- Pratiquez la pleine conscience en vous concentrant sur votre respiration, votre corps et les sensations que vous ressentez.
- Soyez présente dans l'instant et laissez-vous immerger dans le plaisir.

Conseils et astuces : Utilisez la méditation sexuelle comme moyen de vous connecter avec votre corps et d'approfondir votre expérience sexuelle. Et prenez votre temps et appréciez chaque sensation sans vous précipiter vers l'orgasme.

8. Explorez le pouvoir des sens :

- Utilisez des éléments sensoriels tels que des bougies parfumées, de la musique sensuelle, des huiles de massage aromatiques ou des textures différentes (comme des plumes ou des tissus doux) pour stimuler vos sens.
- Expérimentez la dégustation d'aliments aphrodisiaques, comme les fraises, le chocolat ou les huîtres, pour éveiller vos papilles et stimuler votre désir sexuel.

Conseils et astuces : Créez une atmosphère romantique et sensuelle dans votre environnement intime. Et communiquez avec votre partenaire sur les éléments sensoriels qui vous excitent le plus et découvrez ensemble de nouvelles expériences sensorielles.

9. Expérimentez avec des jeux de rôle sexuel : Fiche pratique :

- Créez des scénarios érotiques avec votre partenaire et incarnez des personnages ou des rôles différents.
- Explorez des fantasmes et des désirs communs en utilisant des costumes, des accessoires ou des jeux de rôle préétablis.

Conseils et astuces :

- Établissez des limites et des consignes de sécurité claires avant de vous engager dans des jeux de rôle.
- Assurez-vous que tous les participants sont à l'aise et consentants pour participer aux jeux de rôle.

10. Pratiquez le tantra ou le slow sex :

Pratiquer le tantra ou le slow sex peut être une approche intéressante pour stimuler la libido et renforcer l'intimité sexuelle. Voici quelques points clés de ces pratiques :

- **Tantra :** Le tantra est une pratique ancienne qui met l'accent sur la connexion profonde entre le corps et l'esprit. Il encourage la pleine conscience, la présence dans le moment présent et l'exploration sensorielle. Le tantra favorise une sexualité consciente et sacrée, où l'intimité sexuelle est considérée comme une expérience holistique et spirituelle. Il implique souvent des techniques de respiration, des méditations, des rituels et des massages sensuels pour cultiver l'énergie sexuelle et la prolonger.

- **Slow Sex :** comme son nom l'indique, consiste à ralentir et à apprécier pleinement chaque aspect de l'expérience sexuelle. Il met l'accent sur la connexion émotionnelle, la communication ouverte et le plaisir mutuel plutôt que sur la performance ou l'orgasme. Les pratiques du slow sex incluent des préliminaires prolongés, des caresses sensuelles, des massages, des regards prolongés et une présence attentive à chaque sensation. L'objectif est de cultiver une intimité profonde et de se connecter pleinement avec son partenaire.

Voici une approche étape par étape pour mettre en pratique:

1. **Communiquez avec votre partenaire :** Avant de commencer, il est essentiel de communiquer ouvertement avec votre partenaire. Discutez de votre intérêt pour le tantra ou le slow sex et de votre désir de renforcer l'intimité et le plaisir mutuel. Assurez-vous que votre partenaire est ouverte à l'expérience et qu'il/elle est prête à explorer cette pratique avec vous.

2. **Créez un espace propice :** Choisissez un moment et un lieu où vous vous sentez à l'aise et où vous pouvez vous consacrer pleinement à cette expérience. Préparez l'espace en créant une ambiance relaxante avec des bougies, de la musique douce ou tout autre élément qui favorise la détente et l'intimité.

3. **Pratiquez la pleine conscience :** Avant de passer à des activités plus intimes, prenez quelques instants pour vous connecter à vous-même et à votre respiration. Pratiquez la pleine conscience en vous concentrant sur le moment présent, en laissant aller les pensées distrayantes et en étant pleinement conscient(e) de vos sensations physiques et émotionnelles.

4. **Préliminaires prolongés :** Les préliminaires jouent un rôle essentiel dans le tantra et le slow sex. Prenez le temps d'explorer lentement et sensuellement le corps de votre partenaire, en utilisant des caresses douces, des massages et

des baisers. Soyez attentive aux réactions de votre partenaire et répondez à ses besoins et à ses désirs.

5. **Explorez les sensations :** Soyez consciente de chaque sensation que vous ressentez pendant les échanges intimes. Ralentissez le rythme et soyez présente dans le moment, en vous concentrant sur les sensations de votre corps et de votre partenaire. Appréciez chaque toucher, chaque caresse et chaque contact.

6. **Pratiquez la respiration :** La respiration joue un rôle important dans le tantra. Pratiquez des techniques de respiration profonde et synchronisée avec votre partenaire. Cela peut vous aider à vous connecter davantage, à intensifier les sensations et à cultiver une énergie sexuelle partagée.

7. **Restez dans le moment présent :** Évitez de vous précipiter vers l'orgasme ou de vous concentrer uniquement sur la performance. L'objectif du tantra et du slow sex est de rester dans le moment présent et de savourer chaque instant. Soyez attentive aux réactions de votre partenaire et ajustez votre rythme en conséquence.

8. **Favorisez la communication :** Pendant toute l'expérience, maintenez une communication ouverte avec votre partenaire. Exprimez vos sensations, vos désirs et vos limites. Soyez à l'écoute de votre partenaire et assurez-vous que chacun se sent en sécurité et respecté.

9. **Après l'expérience :** Une fois l'expérience terminée, prenez le temps de vous reconnecter et de partager vos sentiments et vos ressentis avec votre partenaire. Appréciez l'intimité émotionnelle et la connexion que vous avez partagées.

N'oubliez pas que l'expérience du tantra ou du slow sex peut varier d'un couple à l'autre, et il est important de s'adapter aux préférences et aux limites de chacun. L'essentiel est de cultiver la présence, l'intimité et le plaisir mutuel dans vos échanges intimes.

Ces pratiques peuvent aider à créer une atmosphère d'intimité, de connexion et de présence dans la sexualité. Elles encouragent une exploration consciente et respectueuse du corps et des sensations, tout en favorisant une connexion émotionnelle profonde avec votre partenaire. Cela peut contribuer à augmenter le désir sexuel, à renforcer l'intimité et à cultiver une satisfaction sexuelle plus épanouissante.

Ces pratiques nécessitent du temps, de la patience, une ouverture d'esprit et une communication claire avec votre partenaire. Si vous êtes intéressé(e) par le tantra ou le slow sex, il peut être bénéfique de vous informer davantage sur ces approches, de lire des livres ou des ressources spécialisées, ou même de consulter un praticien expérimenté pour guider votre exploration.

Rappelez-vous que chaque personne a des préférences et des limites différentes. Il est important de communiquer ouvertement et de respecter les limites de votre partenaire. Prenez le temps d'explorer et d'expérimenter ensemble, en créant un environnement de confiance et de plaisir mutuel.

Approches alternatives et complémentaires .

Les approches alternatives et complémentaires pour stimuler votre libido. Dans notre quête de plaisir et d'épanouissement sexuel, il est essentiel d'explorer différentes perspectives et options qui peuvent ouvrir de nouvelles portes à notre sexualité. Préparez-vous à découvrir des approches innovantes et des idées stimulantes qui pourraient bien être la clé pour éveiller votre désir et vous permettre de vivre une vie sexuelle épanouissante.

1.   Aphrodisiaques naturels: Le pouvoir de la nature

Lorsqu'il s'agit de stimuler la libido, la nature nous offre un éventail d'aphrodisiaques naturels qui peuvent être utilisés pour augmenter le désir et l'excitation. Des herbes, des épices, des aliments et des plantes spécifiques ont été utilisés depuis des siècles dans différentes cultures pour leurs propriétés stimulantes. Nous vous présenterons une liste d'aphrodisiaques naturels, expliquerons leurs bienfaits et vous donnerons des idées pour les intégrer dans votre alimentation quotidienne.

3.   Médecine traditionnelle chinoise: Équilibrer l'énergie sexuelle

La médecine traditionnelle chinoise considère que l'énergie sexuelle est une manifestation de l'énergie vitale globale du corps. Elle est liée à différents organes, méridiens et principes tels que le Yin et le Yang. L'équilibre de l'énergie sexuelle est essentiel pour maintenir la santé et le bien-être général.

Voici quelques principes de base de la médecine traditionnelle chinoise appliquée à la sexualité :

➢   **Yin et Yang :** Selon la philosophie chinoise, le Yin représente le côté féminin et le Yang représente le côté masculin. L'équilibre entre le Yin et le Yang est crucial pour maintenir une bonne santé sexuelle. Un excès de Yang peut entraîner une hyperactivité sexuelle, tandis qu'un excès de Yin peut entraîner une libido faible. L'objectif est de maintenir un équilibre harmonieux entre les deux.

> **Les organes spécifiques :** La médecine chinoise considère que certains organes sont étroitement liés à la fonction sexuelle. Le rein est considéré comme l'organe fondamental pour le Qi (énergie vitale) et l'énergie sexuelle. Le foie, le cœur et la rate sont également impliqués dans la régulation de l'énergie sexuelle.

> **Les méridiens :** Les méridiens sont des canaux à travers lesquels circule l'énergie dans le corps. Certains méridiens sont particulièrement importants pour la santé sexuelle, tels que le méridien du rein et le méridien du foie. L'équilibrage de l'énergie dans ces méridiens peut favoriser une bonne santé sexuelle.

Maintenant, voici quelques techniques pratiques pour équilibrer votre énergie sexuelle selon la médecine traditionnelle chinoise :

> **Acupuncture :** L'acupuncture est une pratique couramment utilisée en médecine chinoise pour rééquilibrer l'énergie du corps. En ciblant certains points d'acupuncture liés à la santé sexuelle, un praticien peut aider à stimuler ou à calmer l'énergie sexuelle selon les besoins individuels.

> **Alimentation équilibrée :** La nourriture est considérée comme une médecine en médecine chinoise. Une alimentation équilibrée peut aider à soutenir l'énergie sexuelle. Certains aliments sont réputés pour leurs propriétés aphrodisiaques, tels que les graines de sésame, les asperges et les huîtres. Il est également important de maintenir un bon équilibre nutritionnel général. Voici un résumé des principaux points :

> > **Les graines de sésame** sont riches en acides gras essentiels, minéraux et lignanes, bénéfiques pour les reins et l'équilibre hormonal.
> > **Les asperges** sont riches en vitamines B, vitamine E, potassium et fibres, et nourrissent les organes sexuels.
> > **Les huîtres** sont riches en zinc, favorisant la production d'hormones sexuelles et stimulant la libido.
> > **La grenade** est riche en antioxydants, vitamines C et E, et minéraux, favorisant la circulation sanguine et la vitalité sexuelle.
> > **Le gingembre** stimule la circulation sanguine, réchauffe le corps et augmente la vitalité sexuelle.

> **Exercices énergétiques :** Des exercices tels que le Qigong et le Tai Chi peuvent être bénéfiques pour équilibrer l'énergie sexuelle. Ces pratiques combinent des mouvements doux, des techniques de respiration et la visualisation pour favoriser la circulation de l'énergie vitale dans tout le corps, y compris dans la région sexuelle. Voici comment ces pratiques peuvent aider :

> **Qigong** : c'est une pratique qui combine des mouvements lents, des postures, des techniques de respiration et de visualisation pour favoriser la circulation de l'énergie vitale **(Qi)** dans tout le corps. Certains exercices de **Qigong** sont spécifiquement conçus pour renforcer l'énergie sexuelle et équilibrer les principes Yin et Yang. Ces exercices peuvent aider à libérer les blocages énergétiques dans la région pelvienne et favoriser une meilleure circulation de l'énergie sexuelle.

> **Tai Chi** : c'est une forme d'art martial interne qui met l'accent sur la fluidité des mouvements, l'équilibre et la relaxation. En pratiquant le Tai Chi, vous stimulez la circulation de l'énergie dans tout le corps, y compris dans la région sexuelle. Les mouvements lents et contrôlés du Tai Chi favorisent la détente musculaire, améliorent la coordination et l'équilibre, et contribuent à un état de calme et de clarté mentale. Cette pratique peut aider à équilibrer l'énergie sexuelle en harmonisant le flux énergétique dans le corps.

Lorsque vous pratiquez le Qigong ou le Tai Chi pour équilibrer votre énergie sexuelle, il est important de vous concentrer sur votre respiration et d'utiliser la visualisation pour diriger consciemment l'énergie vers la région sexuelle. Vous pouvez imaginer une lumière chaude et bienfaisante circulant dans cette zone et favorisant la vitalité et l'équilibre. Ces exercices énergétiques peuvent être pratiqués régulièrement, de préférence sous la guidance d'un instructeur expérimenté, pour obtenir des résultats optimaux. Ils peuvent non seulement aider à équilibrer l'énergie sexuelle, mais aussi à améliorer la santé globale, la détente et la vitalité.

Il est recommandé de consulter un praticien de médecine chinoise qualifié pour une évaluation personnalisée de votre situation et des recommandations adaptées. Chaque individu est unique, et un praticien expérimenté pourra vous guider de manière appropriée pour équilibrer votre énergie sexuelle selon les principes de la médecine traditionnelle chinoise.

4. Hypnose érotique: Explorer l'inconscient sensuel

L'hypnose érotique est une approche intrigante qui permet d'explorer l'inconscient sensuel et d'accéder à des désirs et des fantasmes profonds. Cette technique puissante utilise des suggestions et des visualisations pour ouvrir de nouveaux horizons dans votre vie sexuelle. Nous vous guiderons à travers des exercices d'autohypnose et vous donnerons des conseils sur la façon d'utiliser l'hypnose érotique de manière sécurisée et épanouissante. On commence d'abord par apprendre l'autohypnose et Voici un guide étape par étape pour pratiquer l'autohypnose si vous êtes débutant et que vous ne connaissez rien à cette pratique:

1. **Choisissez un environnement calme :** Trouvez un endroit calme où vous ne serez pas dérangé. Éteignez votre téléphone et assurez-vous que vous ne serez pas interrompu pendant la séance.
2. **Adoptez une position confortable :** Asseyez-vous ou allongez-vous dans une position confortable. Fermez les yeux et détendez votre corps.
3. **Relaxation progressive :** Commencez à détendre votre corps en vous concentrant sur chaque partie. Commencez par vos pieds et remontez progressivement vers le haut de votre tête. Visualisez chaque partie se détendre et relâcher toute tension.
4. **Respiration profonde :** Prenez quelques respirations profondes et lentes. Inspirez profondément par le nez, retenez votre souffle pendant quelques instants, puis expirez lentement par la bouche. Ressentez votre corps se détendre davantage à chaque expiration.
5. **Induction hypnotique :** Utilisez une phrase d'induction pour entrer dans un état hypnotique. Par exemple, vous pouvez répéter mentalement des phrases comme *"Je me sens détendue et calme"* ou *"Je suis prête) à explorer mon inconscient sensuel"*.
6. **Visualisation :** Commencez à vous imaginer dans un endroit calme et agréable. Visualisez les détails de cet endroit, les couleurs, les textures, les odeurs. Permettez à votre imagination de créer un environnement stimulant pour vos sens. Par exemple : Imaginez-vous dans un magnifique jardin. Visualisez-vous en train de vous promener dans ce jardin paisible et serein. Observez les détails du jardin, les fleurs colorées qui égayent l'espace, les feuilles des arbres qui dansent doucement avec le vent, le parfum floral qui embaume l'air.
7. **Suggestions positives :** Répétez mentalement des suggestions positives en lien avec votre sexualité et votre sensualité. Par exemple, dites-vous *"Je suis ouvert(e) à explorer ma sexualité de manière épanouissante et saine"* ou *"Je me sens connecté(e) à mon corps et à mes désirs"*.
8. **Explorez vos sensations :** Laissez votre esprit vagabonder et observez les sensations et les images qui se présentent à vous. Soyez curieuse et ouverte à l'exploration de vos désirs profonds et de vos fantasmes.
9. **Réveil en douceur :** Lorsque vous êtes prête à terminer la séance d'autohypnose, commencez à revenir à un état de conscience éveillée. Comptez lentement à rebours de cinq à un, en vous disant que vous allez vous réveiller

progressivement. Prenez quelques instants pour vous réorienter et vous sentir pleinement éveillée.

N'oubliez pas que la pratique de l'autohypnose peut nécessiter un peu de temps et de pratique pour se familiariser avec les techniques. Soyez patient(e) avec vous-même et n'hésitez pas à ajuster ces étapes en fonction de votre propre expérience et de vos préférences. Si vous avez des questions ou des préoccupations, il peut être utile de consulter un praticien spécialisé en hypnose ou de vous référer à des ressources supplémentaires pour obtenir une guidance plus détaillée.

Voici quelques conseils pour utiliser l'hypnose érotique de manière sécurisée et épanouissante :

1. **Créez un environnement propice :** Avant de commencer une séance d'hypnose érotique, assurez-vous d'être dans un endroit calme, confortable et sans distractions. Éteignez votre téléphone et créez une atmosphère relaxante, par exemple en allumant des bougies ou en écoutant de la musique douce.

> Commencez par trouver une pièce dans votre maison où vous pouvez vous sentir à l'aise et en intimité. Assurez-vous que cette pièce est calme et qu'elle peut être verrouillée pour éviter toute interruption.

> Une fois à l'intérieur, tamisez les lumières et allumez quelques bougies parfumées pour créer une atmosphère sensuelle et relaxante. Choisissez des bougies aux senteurs apaisantes comme la vanille, le jasmin ou le santal. Les doux reflets de la lumière des bougies ajouteront une touche d'intimité à votre environnement.

> Préparez un espace confortable pour vous allonger, comme un lit ou un tapis moelleux avec des coussins doux. Disposez une couverture douce à portée de main au cas où vous auriez froid pendant la séance.

> Si vous le souhaitez, vous pouvez également ajouter de la musique douce et sensuelle à l'ambiance. Choisissez des morceaux instrumentaux lents et mélodieux qui vous aideront à vous détendre et à vous mettre dans l'état d'esprit approprié. Assurez-vous que le volume est réglé à un niveau agréable, mais pas trop fort pour ne pas vous distraire.

> Avant de commencer la séance, assurez-vous d'éteindre votre téléphone ou de le mettre en mode silencieux. Cela vous permettra de vous plonger complètement dans l'expérience sans être interrompu(e) par des notifications ou des appels.

> Une fois que vous avez créé cet environnement propice, prenez quelques instants pour vous détendre et vous préparer mentalement à la séance d'hypnose érotique. Laissez votre esprit se libérer de tout stress ou souci et ouvrez-vous à la sensualité et à l'exploration de votre plaisir.

> Rappelez-vous toujours de respecter vos limites et de vous assurer d'être à l'aise et consentant(e) avant de vous engager dans toute pratique érotique ou hypnotique

2. **Utilisez des suggestions positives :** Lorsque vous êtes en état d'hypnose, utilisez des suggestions positives pour explorer votre sensualité et vos désirs. Parlez-vous à voix basse ou utilisez des enregistrements d'autohypnose spécifiques à l'érotisme pour guider votre expérience. Soyez ouvert et réceptif aux images et aux sensations qui se manifestent pendant la séance. Voici quelques exemples de suggestions positives que vous pouvez utiliser lors de votre séance d'autohypnose pour explorer votre sensualité et vos désirs :

- "Je suis ouverte à découvrir et à embrasser ma sensualité profonde."
- "Je suis capable d'exprimer et de vivre ma sexualité d'une manière saine et épanouissante."
- "Je me connecte profondément à mon corps et j'honore mes désirs et mes besoins sexuels."
- "Je suis à l'aise avec ma sexualité et je m'autorise à explorer de nouvelles sensations et expériences."
- "Mon corps est un temple de plaisir et je mérite de vivre une sexualité épanouissante et satisfaisante."
- "Je suis confiante et à l'aise avec ma sensualité, ce qui me permet d'exprimer pleinement ma sexualité."
- "J'accueille avec amour et bienveillance toutes les sensations et les émotions qui émergent de ma sexualité."
- "Je suis en harmonie avec mon partenaire, créant une connexion profonde et intime à travers notre sexualité."
- "Mon énergie sexuelle est puissante et équilibrée, contribuant à mon bien-être et à ma vitalité globale."
- "Je m'autorise à ressentir et à exprimer pleinement le plaisir dans ma sexualité, en honorant mes propres limites et celles de mon partenaire."
- Vous pouvez répéter ces suggestions à voix basse pendant votre séance d'autohypnose, ou vous pouvez les enregistrer à l'avance et les écouter pendant que vous êtes dans un état hypnotique. L'objectif est d'imprégner votre esprit subconscient de pensées positives et de croyances favorables à une sexualité épanouissante. N'hésitez pas à personnaliser ces suggestions en fonction de vos propres besoins et de vos aspirations sexuelles. L'important est de vous adresser à vous-même avec bienveillance et d'utiliser des phrases qui résonnent avec votre propre expérience et votre propre chemin vers une sexualité épanouissante.

3. **Respectez vos limites et votre sécurité** : Lorsque vous pratiquez l'hypnose érotique, il est essentiel de respecter vos limites et de veiller à votre sécurité. Assurez-vous de ne pas vous mettre dans des situations inconfortables ou dangereuses. Communiquez clairement avec votre partenaire si vous choisissez de pratiquer l'hypnose érotique en duo, en établissant des limites et en obtenant un consentement mutuel. Voici quelques exemples concrets pour illustrer le respect des limites et de la sécurité lors de la pratique de l'hypnose érotique, que ce soit en solo ou en duo :

- **Communication claire** : Avant de commencer une séance d'hypnose érotique, assurez-vous d'avoir une communication ouverte et claire avec vous-même ou avec votre partenaire si vous pratiquez en duo. Discutez de vos limites, de ce qui est confortable pour vous et de ce que vous souhaitez explorer. Cela peut inclure des sujets tels que les scénarios érotiques, les mots-clés à utiliser ou les activités spécifiques que vous êtes disposée à expérimenter.

- **Consentement mutuel** : Obtenez un consentement mutuel clair avant de pratiquer l'hypnose érotique avec un partenaire. Assurez-vous que toutes les parties impliquées sont d'accord sur les activités et les scénarios envisagés. Le consentement doit être librement donné, révocable et spécifique à chaque séance.

- **Respect des limites personnelles** : Lorsque vous pratiquez l'hypnose érotique en solo, écoutez-vous attentivement et respectez vos propres limites. Si vous vous sentez inconfortable ou que des émotions négatives surgissent, arrêtez la séance et prenez le temps de vous détendre et de vous recentrer.

- **Prudence avec l'autohypnose** : Si vous êtes débutante) en autohypnose, assurez-vous de bien vous informer sur les techniques et les pratiques appropriées. Suivez des ressources fiables, des guides ou travaillez avec un professionnel qualifié pour vous assurer de pratiquer en toute sécurité.

- **Supervision professionnelle** : Si vous choisissez de pratiquer l'hypnose érotique en duo et que vous êtes novice, il peut être judicieux de consulter un praticien spécialisé ou un thérapeute formé dans ce domaine. Ils peuvent vous guider de manière sûre et éthique, en vous aidant à naviguer dans les aspects émotionnels et psychologiques liés à la pratique de l'hypnose érotique.

- L'essentiel est de toujours respecter vos limites, de faire preuve de consentement mutuel et de mettre en place des mesures de sécurité appropriées pour vous protéger, que vous pratiquiez l'hypnose érotique seul(e) ou avec un partenaire. La communication ouverte et le respect mutuel sont les clés pour créer une expérience épanouissante et sécurisée.

4. **Faites appel à un professionnel :** Si vous souhaitez explorer plus en profondeur l'hypnose érotique, il peut être bénéfique de travailler avec un praticien spécialisé dans ce domaine. Un professionnel compétent pourra vous guider de manière sécurisée et adaptée à vos besoins, en offrant un espace de soutien et de compréhension.

Il est important de noter que l'hypnose érotique peut être une expérience personnelle et subjective. Les résultats peuvent varier d'une personne à l'autre, et il est essentiel de respecter vos propres limites et préférences. L'hypnose érotique peut être une pratique enrichissante pour explorer votre sexualité, mais il est recommandé de l'aborder avec curiosité, ouverture d'esprit et prudence.

5. La stimulation du nerf vague :

Le nerf vague, également connu sous le nom de nerf pneumogastrique, est le plus long nerf du système nerveux parasympathique et est impliqué dans la régulation de nombreuses fonctions du corps, y compris la digestion, la respiration, la fréquence cardiaque et la réponse au stress. Des recherches récentes ont également suggéré un lien entre le nerf vague et la libido.

La stimulation du nerf vague peut avoir un impact positif sur la libido en favorisant la relaxation, en réduisant le stress et en améliorant la réponse sexuelle. Voici quelques approches qui peuvent aider à stimuler le nerf vague :

1. **Pratique de la respiration profonde :** La respiration profonde et lente stimulent le nerf vague, favorisant ainsi la relaxation et la détente du corps. Prenez des respirations profondes, en prenant plus de temps pour l'expiration, pour activer le nerf vague et favoriser un état de calme propice à la libido.

2. **Pratique de la méditation :** La méditation, en particulier les techniques de méditation axées sur la pleine conscience, peut aider à stimuler le nerf vague en favorisant une plus grande présence et une réduction du stress. La méditation régulière peut contribuer à une meilleure régulation du système nerveux et soutenir la libido.

3. **Pratique de la stimulation auriculaire :** La stimulation de l'oreille, par le biais de la pose d'aiguilles d'acupuncture, de la stimulation manuelle ou de l'utilisation d'oreillettes spécifiques, peut stimuler le nerf vague et favoriser la relaxation et la régulation du système nerveux. Cette approche peut être

pratiquée par un professionnel de l'acupuncture ou de la thérapie auriculaire. Voici les principales techniques utilisées :

> 1. **Acupuncture auriculaire :** Des aiguilles fines sont placées sur des points spécifiques de l'oreille, associés à différentes parties du corps et des organes.
> 2. **Stimulation manuelle :** La pression ou le massage doux des points auriculaires peut être effectué par vous-même ou par un professionnel de la thérapie auriculaire.
> 3. **Oreillettes spécifiques :** Des oreillettes dotées de pointes ou de billes stimulent les points auriculaires appropriés.
>
> L'objectif de la stimulation auriculaire est de stimuler le nerf vague, impliqué dans la régulation du système nerveux autonome. Cette pratique peut favoriser la relaxation, réduire le stress et améliorer la régulation du système nerveux.

4. **Pratique de la méditation du rire :** La méditation du rire est une pratique qui combine des exercices de rire avec des techniques de respiration. Cette pratique stimule le nerf vague, favorise la détente et peut avoir un impact positif sur la libido. Voici comment pratiquer la méditation du rire :

> 1. Trouvez un endroit calme et confortable.
> 2. Commencez par des exercices de respiration pour vous détendre.
> 3. Riez intentionnellement, en laissant le sourire se transformer en rire naturel.
> 4. Riez de façon prolongée et profonde, en ressentant les vibrations du rire dans votre corps.
> 5. Utilisez des techniques spécifiques de méditation du rire pour explorer différentes façons de rire.
> 6. Concentrez-vous également sur votre respiration pendant que vous riez.
> 7. Riez aussi longtemps que vous le souhaitez, en vous abandonnant à cette expérience joyeuse.
> 8. La méditation du rire peut être pratiquée seul(e) ou en groupe.
> 9. Elle vise à stimuler la libération d'endorphines et à détendre le corps et l'esprit.
> 10. Cette pratique peut favoriser une sensation de légèreté, de joie et de détente, ayant potentiellement un impact positif sur la libido.

5. **Pratique de la cohérence cardiaque :** La cohérence cardiaque est une technique de respiration qui vise à équilibrer le système nerveux autonome et à favoriser un état de calme et de régulation. Cette pratique peut stimuler le nerf vague et soutenir une bonne santé émotionnelle et sexuelle. Voici comment la pratiquer :

> 1. Trouvez un endroit calme et confortable.
> 2. Asseyez-vous avec le dos droit ou allongez-vous.
> 3. Prenez conscience de votre respiration naturelle.
> 4. Inspirez profondément pendant 4 à 6 secondes, en remplissant votre abdomen d'air.
> 5. Expirez lentement pendant 4 à 6 secondes, en vidant complètement votre abdomen.
> 6. Continuez à respirer de cette manière, en maintenant un rythme régulier et fluide.
> 7. Focalisez votre attention sur votre cœur, en visualisant une respiration à travers celui-ci.
> 8. Pratiquez la cohérence cardiaque pendant 5 à 10 minutes, en restant concentré(e) sur votre respiration et dans l'instant présent.

6. Massages et aromathérapie :

Les massages sensuels et l'utilisation d'huiles essentielles aphrodisiaques peuvent aider à détendre le corps, à stimuler les sens et à favoriser une ambiance propice à l'intimité sexuelle. Voici comment vous pouvez les pratiquer :

1. **Créez un environnement propice :** Préparez un espace confortable et relaxant où vous pourrez pratiquer les massages. Assurez-vous que la pièce est suffisamment chaude, que l'éclairage est tamisé et que vous avez des couvertures ou des serviettes douces à portée de main.

2. **Choisissez une huile essentielle aphrodisiaque :** Sélectionnez une huile essentielle connue pour ses propriétés aphrodisiaques, comme l'huile de jasmin, l'huile de rose, l'huile d'ylang-ylang ou l'huile de patchouli. Diluez quelques gouttes de l'huile essentielle choisie dans une huile de support, comme l'huile de coco ou l'huile d'amande douce, pour créer une huile de massage parfumée.

3. **Préparez-vous mutuellement :** Prenez quelques instants pour vous détendre et vous préparer mutuellement. Vous pouvez prendre une douche ensemble pour vous rafraîchir et vous détendre avant le massage.

4. **Commencez par des mouvements doux :** Appliquez une petite quantité d'huile de massage dans vos mains et réchauffez-la en les frottant ensemble.

Commencez le massage par des mouvements doux et lents, en utilisant des pressions légères pour relaxer les muscles et les tissus.

5. **Explorez différentes techniques de massage :** Utilisez une variété de techniques de massage, telles que les mouvements circulaires, les pétrissages, les effleurements et les tapotements, pour stimuler les différentes parties du corps et susciter des sensations agréables.

6. **Soyez à l'écoute du corps de votre partenaire :** Observez les réactions de votre partenaire et adaptez votre massage en conséquence. Communiquez régulièrement pour vous assurer que la pression et les mouvements sont agréables et confortables.

7. **Stimulez les zones érogènes :** Au fur et à mesure du massage, vous pouvez vous concentrer sur les zones érogènes de votre partenaire pour éveiller la sensualité et l'excitation sexuelle. Explorez ces zones avec douceur et respect, en étant attentif aux réactions de votre partenaire.

8. **Prenez votre temps et profitez de l'intimité :** Le massage sensuel est une occasion de connexion intime. Prenez votre temps, savourez chaque instant et soyez présents l'un pour l'autre. Encouragez la communication ouverte et assurez-vous que votre partenaire se sent à l'aise et respecté(e) tout au long du processus.

Les massages sensuels et l'aromathérapie peuvent être une belle façon d'explorer l'intimité avec votre partenaire et de stimuler la sensualité et la libido. N'oubliez pas que chaque personne a des préférences et des limites individuelles, alors assurez-vous d'avoir une communication claire et un consentement mutuel tout au long de l'expérience.

7. Renforcement du plancher pelvien :

Des exercices de renforcement du plancher pelvien, tels que les exercices de Kegel, peuvent aider à augmenter la sensibilité et le plaisir sexuel. Ils renforcent les muscles du plancher pelvien, ce qui peut améliorer l'intensité des orgasmes et augmenter la libido. Voici comment vous pouvez les pratiquer :

1. **Identifiez les muscles du plancher pelvien :** Les muscles du plancher pelvien se trouvent à l'intérieur de votre corps, entre le pubis et le coccyx. Pour les identifier, essayez d'arrêter le flux d'urine lorsque vous êtes aux toilettes. Les muscles que vous utilisez pour cela sont les muscles du plancher pelvien.

2. **Position de départ :** Trouvez une position confortable pour vous asseoir ou vous allonger. Vous pouvez également faire les exercices de Kegel debout si cela vous convient mieux.

3. **Contractez les muscles du plancher pelvien :** Contractez les muscles du plancher pelvien en les soulevant et en les serrant. Imaginez que vous essayez de retenir l'envie d'uriner ou de retenir un gaz. Assurez-vous de ne pas contracter les muscles abdominaux, les fessiers ou les cuisses en même temps.

4. **Maintenez la contraction :** Tenez la contraction pendant 5 à 10 secondes, en vous assurant de respirer normalement pendant l'exercice. Soyez conscient(e) de ne pas retenir votre souffle.

5. **Relâchez les muscles :** Relâchez les muscles du plancher pelvien complètement après la contraction. Prenez une pause de quelques secondes avant de répéter l'exercice.

6. **Répétitions :** Commencez par 10 répétitions d'exercices de Kegel par session. Avec le temps, vous pouvez augmenter progressivement le nombre de répétitions jusqu'à atteindre votre propre niveau de confort.

7. **Régularité :** Il faut pratiquer les exercices de Kegel régulièrement pour obtenir des résultats significatifs. Essayez de les intégrer dans votre routine quotidienne, par exemple en les faisant le matin et le soir.

Les exercices de Kegel renforcent les muscles du plancher pelvien, ce qui peut améliorer la sensibilité sexuelle, l'intensité des orgasmes et la libido. Ils sont bénéfiques pour les hommes et les femmes, et peuvent être particulièrement utiles après l'accouchement, en cas d'incontinence urinaire ou pour maintenir la santé du plancher pelvien à tout âge.

8. **Équilibrage des hormones naturellement :**

Certaines approches naturelles, comme l'utilisation d'herbes adaptogènes, l'ajustement du mode de vie pour favoriser un équilibre hormonal sain et la gestion du stress, peuvent aider à soutenir une libido saine. Il est recommandé de consulter un professionnel de la santé spécialisé en médecine fonctionnelle ou en médecine intégrative pour obtenir des conseils personnalisés. Voici quelques approches naturelles qui peuvent être utiles :

1. **Herbes adaptogènes :** Certaines herbes adaptogènes, comme le ginseng, l'ashwagandha, le maca ou le ginkgo biloba, peuvent aider à équilibrer les hormones et à stimuler la libido. Il est important de consulter un professionnel de la santé spécialisé en médecine naturelle pour déterminer les herbes adaptogènes appropriées à votre situation et pour connaître les doses recommandées.

2. **Alimentation équilibrée :** Adopter une alimentation saine et équilibrée peut contribuer à maintenir un bon équilibre hormonal. Incluez des aliments riches en

nutriments essentiels, tels que des légumes, des fruits, des protéines de qualité, des graisses saines et des grains entiers. Évitez les aliments transformés, riches en sucre et en graisses saturées.

3. **Gestion du stress :** Le stress chronique peut perturber l'équilibre hormonal et affecter la libido. Pratiquez des techniques de gestion du stress telles que la méditation, le yoga, la respiration profonde, le journaling ou toute autre activité qui vous aide à vous détendre et à réduire le stress.

4. **Sommeil de qualité :** Un sommeil adéquat est essentiel pour maintenir un équilibre hormonal sain. Établissez une routine de sommeil régulière, créez un environnement propice au repos et à la détente, et veillez à avoir une quantité suffisante de sommeil de qualité.

5. **Activité physique régulière :** L'exercice régulier peut aider à équilibrer les hormones et à favoriser une libido saine. Choisissez des activités que vous appréciez et intégrez-les dans votre routine quotidienne. L'exercice peut également aider à réduire le stress et à améliorer votre bien-être général.

Il est important de noter que chaque personne est unique et que les approches naturelles pour l'équilibrage hormonal peuvent varier en fonction de vos besoins individuels. Il est recommandé de consulter un professionnel de la santé spécialisé en médecine fonctionnelle, en médecine intégrative ou en naturopathie pour obtenir des conseils personnalisés et adaptés à votre situation spécifique. Ils pourront évaluer votre santé globale, vos déséquilibres hormonaux éventuels et vous fournir des recommandations appropriées.

9. Pratique de l'aromathérapie :

Les huiles essentielles peuvent être utilisées en aromathérapie pour stimuler la libido. Les huiles essentielles de jasmin, de rose, d'ylang-ylang, de gingembre et de santal sont souvent recommandées. Utilisez-les dans un diffuseur, ajoutez-les à votre bain ou diluez-les dans une huile de massage. Voici comment vous pouvez utiliser les huiles essentielles pour cet objectif :

1. **Huile essentielle de jasmin :** Le jasmin est connu pour ses propriétés aphrodisiaques et ses effets stimulants sur la libido. Vous pouvez ajouter quelques gouttes d'huile essentielle de jasmin dans un diffuseur pour créer une ambiance sensuelle dans votre espace. Vous pouvez également l'ajouter à une huile de massage ou à votre bain pour profiter de ses bienfaits.

2. **Huile essentielle de rose :** La rose est souvent associée à la romance et à la sensualité. Utilisez quelques gouttes d'huile essentielle de rose dans un

diffuseur pour créer une atmosphère romantique. Vous pouvez également l'ajouter à une huile de massage ou à votre bain pour favoriser une ambiance sensuelle.

3. **Huile essentielle d'ylang-ylang :** L'ylang-ylang est réputé pour ses propriétés aphrodisiaques et relaxantes. Utilisez quelques gouttes d'huile essentielle d'ylang-ylang dans un diffuseur pour créer une ambiance érotique. Vous pouvez également l'ajouter à une huile de massage ou à votre bain pour favoriser la détente et la stimulation.

4. **Huile essentielle de gingembre :** Le gingembre est connu pour ses propriétés stimulantes et réchauffantes. Utilisez quelques gouttes d'huile essentielle de gingembre dans un diffuseur pour favoriser l'énergie et l'excitation. Vous pouvez également l'ajouter à une huile de massage pour un massage sensuel.

5. **Huile essentielle de santal :** Le santal est souvent utilisé pour favoriser la détente et la sensualité. Utilisez quelques gouttes d'huile essentielle de santal dans un diffuseur pour créer une ambiance sensuelle et apaisante. Vous pouvez également l'ajouter à une huile de massage ou à votre bain pour profiter de ses bienfaits relaxants.

Lorsque vous utilisez des huiles essentielles, il est important de les diluer correctement dans une huile de support avant de les appliquer sur la peau ou de les utiliser dans un bain. Assurez-vous de respecter les instructions spécifiques de chaque huile essentielle et de consulter un professionnel de l'aromathérapie si nécessaire.

Gardez à l'esprit que les réactions aux huiles essentielles peuvent varier d'une personne à l'autre, il est donc recommandé de tester une petite quantité sur une petite partie de la peau avant une utilisation plus large. Si vous avez des problèmes de santé ou si vous êtes enceinte, il est préférable de consulter un professionnel de la santé avant d'utiliser des huiles essentielles.

10. Pratiques de mindfulness et de pleine conscience :

La pleine conscience et la pratique de la mindfulness peuvent aider à développer une plus grande conscience de vos sensations sexuelles et à vous connecter plus profondément avec votre corps et votre partenaire. Cela peut favoriser une expérience sexuelle plus satisfaisante et stimuler la libido. Voici comment vous pouvez les pratiquer :

1. **Créez un espace propice :** Trouvez un endroit calme et confortable où vous pourrez vous détendre et vous concentrer pleinement sur l'instant présent.

Éliminez les distractions potentielles, comme les téléphones ou les autres appareils électroniques.

2. **Pratiquez la respiration consciente :** Commencez par porter votre attention sur votre respiration. Prenez conscience de l'entrée et de la sortie de l'air dans votre corps. Vous pouvez même utiliser des exercices de respiration spécifiques, comme la respiration abdominale profonde, pour vous aider à vous relaxer et à vous centrer.

3. **Soyez conscient de vos sensations :** Portez votre attention sur les sensations dans votre corps, que ce soit les tensions, les picotements, les frissons ou les sensations de plaisir. Soyez présent(e) et ouvert(e) à toutes les sensations qui se manifestent pendant l'activité sexuelle.

4. **Écoutez vos désirs et vos limites :** Soyez attentif(ve) à vos désirs et à vos limites, ainsi qu'à ceux de votre partenaire. Soyez à l'écoute de vos sensations corporelles et de vos émotions. Respectez vos besoins et communiquez clairement avec votre partenaire pour maintenir un consentement mutuel et une expérience sexuelle positive.

5. **Ralentissez et appréciez le moment présent :** Prenez le temps de ralentir le rythme et de vous immerger pleinement dans l'expérience. Sentez les textures, les mouvements et les caresses avec une attention consciente. Savourez chaque sensation et chaque instant, sans vous précipiter vers l'objectif final.

6. **Restez ouvert(e) à l'imperfection :** La pleine conscience implique d'accepter les moments tels qu'ils sont, sans jugement ni attentes excessives. Soyez conscient(e) que chaque expérience sexuelle est unique et que l'imperfection fait partie intégrante de la vie sexuelle. Apprenez à vous détacher des attentes et à vous concentrer sur le plaisir et la connexion présents.

La pratique de la pleine conscience et de la mindfulness peut vous aider à être plus présent(e), à mieux ressentir et à profiter pleinement de l'expérience sexuelle. En développant une plus grande conscience de vos sensations et de vos émotions, vous pouvez stimuler la libido, favoriser l'intimité et l'épanouissement dans votre vie sexuelle.

11. Utilisation des bains de plantes

Les bains de plantes peuvent être une expérience sensorielle agréable et relaxante, propice à la stimulation de la libido. Voici comment vous pouvez les utiliser :

1. **Préparez votre baignoire :** Remplissez votre baignoire d'eau chaude à une température confortable. Assurez-vous que la température de l'eau est sécuritaire et agréable pour vous.

2. **Choisissez vos plantes :** Sélectionnez des herbes et des fleurs séchées connues pour leurs propriétés apaisantes et aphrodisiaques. La lavande, la rose, le jasmin, la camomille, le calendula et le géranium sont quelques exemples d'herbes et de fleurs populaires pour les bains de plantes.
3. **Préparez les plantes :** Placez une poignée d'herbes et de fleurs séchées dans un sachet en tissu ou dans une boule à thé. Assurez-vous qu'il s'agit de plantes sûres et non irritantes pour votre peau. Vous pouvez également utiliser des sachets de bain prêts à l'emploi qui contiennent un mélange d'herbes et de fleurs.
4. **Infusion dans le bain :** Plongez le sachet ou la boule à thé contenant les plantes dans l'eau chaude de votre baignoire. Laissez-les infuser pendant quelques minutes pour que les bienfaits des plantes se libèrent dans l'eau.
5. **Profitez du bain :** Une fois que les plantes ont infusé, entrez dans votre baignoire et détendez-vous. Laissez-vous immerger dans l'eau parfumée et ressentez les sensations et les arômes des plantes. Prenez le temps de vous relaxer et d'apprécier cette expérience sensorielle.
6. **Méditation ou visualisation :** Pendant que vous êtes dans le bain, vous pouvez ajouter une dimension supplémentaire à votre expérience en pratiquant la méditation ou la visualisation. Concentrez-vous sur votre respiration, sur les sensations dans votre corps et sur l'éveil de votre sensualité.
7. **Après le bain :** Une fois que vous avez terminé votre bain, enveloppez-vous dans une serviette douce et prenez quelques instants pour vous détendre davantage. Vous pouvez appliquer une lotion ou une huile corporelle légèrement parfumée pour prolonger l'expérience sensorielle.

Les bains de plantes peuvent être une pratique indulgente et relaxante qui favorise la détente et l'éveil des sens. Profitez de ces moments pour vous connecter avec votre corps et pour nourrir votre sensualité.

Partie IV: Alimentation et nutrition Aphrodisiaque.

La stimulation de la libido à travers l'alimentation et le mode de vie est un sujet d'intérêt croissant dans le domaine de la santé et du bien-être. Les choix alimentaires et les habitudes de vie peuvent avoir un impact significatif sur la santé sexuelle et la libido d'une personne. Cette section se concentre sur l'importance de l'alimentation équilibrée et du mode de vie sain pour soutenir une libido saine. Dans ce chapitre, nous allons plonger dans le monde des aphrodisiaques naturels et des plantes bénéfiques pour stimuler votre libido. Depuis des siècles, les cultures du monde entier ont utilisé ces remèdes naturels pour éveiller le désir et améliorer la vie sexuelle. Laissez-nous explorer certains des aphrodisiaques naturels les plus puissants et vous donner des conseils pratiques pour les intégrer dans votre vie quotidienne.

Nutriments et aliments bénéfiques.

Dans cette section, nous explorerons les nutriments et les aliments bénéfiques pour stimuler la libido chez les femmes. Voici une liste de nutriments qui sont souvent associés à la stimulation de la libido chez les femmes :

1. **Zinc** : Le zinc est un minéral essentiel qui joue un rôle important dans la production d'hormones sexuelles, y compris la testostérone. Les aliments riches en zinc comprennent les huîtres, les graines de citrouille, les fruits de mer, les viandes maigres, les noix et les graines, légumineuses et les noix.

2. **Oméga-3** : Les acides gras oméga-3 sont importants pour la santé cardiovasculaire et la circulation sanguine, ce qui peut favoriser une libido saine. Les sources d'oméga-3 comprennent les poissons gras tels que le saumon, le maquereau et les sardines, ainsi que les noix et les graines de lin.

3. **Magnésium** : Le magnésium est important pour la santé sexuelle et contribue à la production d'énergie dans le corps. On le trouve dans les légumes verts à feuilles, les fruits de mer, les noix, les graines et les céréales complètes.

4. **Antioxydants** : Les antioxydants aident à protéger les cellules du corps contre les dommages oxydatifs. Les fruits et légumes colorés, tels que les baies, les agrumes, les épinards, les tomates et les poivrons, sont riches en antioxydants bénéfiques pour la santé sexuelle.

5. **Vitamine A** : La vitamine A joue un rôle dans la production d'hormones sexuelles et favorise la santé des organes reproducteurs. On la trouve dans les carottes, les patates douces, les épinards, les abricots et les poivrons rouges

6. **Vitamine B6** : Cette vitamine joue un rôle clé dans la production de neurotransmetteurs liés à l'humeur et à la libido. On la trouve dans les céréales complètes, les légumes verts à feuilles, les bananes, les poissons et les volailles.

7. **Vitamine B** : Les vitamines B, notamment la vitamine B6, la vitamine B12 et l'acide folique, jouent un rôle dans la production d'énergie et la régulation des hormones. Vous pouvez trouver ces vitamines dans les aliments tels que les légumes verts à feuilles, les légumineuses, les noix, les graines, les céréales complètes et les produits laitiers.

8. **Vitamine B9** (acide folique) : Cette vitamine est importante pour la production d'hormones et peut aider à améliorer la circulation sanguine. On la trouve dans les légumes verts à feuilles, les agrumes, les légumineuses et les céréales enrichies.

9. **Vitamine C** : La vitamine C est un antioxydant qui aide à stimuler la production de collagène et à maintenir une circulation sanguine saine. On la trouve dans les agrumes, les baies, les poivrons, les kiwis et les épinards.

10. **Vitamine D** : Une carence en vitamine D a été associée à une diminution de la libido. On la trouve naturellement dans les poissons gras, les champignons, les jaunes d'œufs et l'exposition au soleil.

11. **Vitamine E** : La vitamine E est un antioxydant qui peut aider à améliorer la circulation sanguine et favoriser une libido saine. On la trouve dans les amandes, les graines de tournesol, les épinards, les avocats et l'huile d'olive.

12. **Vitamine K** : La vitamine K contribue à la santé cardiovasculaire et peut améliorer la circulation sanguine vers les organes génitaux. On la trouve dans les légumes verts à feuilles, les brocolis, les choux de Bruxelles et les huiles végétales.

13. **Fer** : Le fer est essentiel pour maintenir un bon niveau d'énergie et une circulation sanguine adéquate. On le trouve dans les viandes rouges maigres, les légumineuses, les épinards et les céréales enrichies en fer.

14. **L-arginine** : Cet acide aminé est impliqué dans la production d'oxyde nitrique, qui favorise la dilatation des vaisseaux sanguins et une meilleure circulation. On le trouve dans les viandes, les produits laitiers, les noix et les graines.

15. **Sélénium** : Le sélénium est un antioxydant qui peut aider à améliorer la santé reproductive. On le trouve dans les noix du Brésil, les poissons, les fruits de mer, les œufs et les grains entiers.

16. **Acides aminés à chaîne ramifiée (BCAA) :** Les BCAA, notamment la leucine, l'isoleucine et la valine, peuvent soutenir la production d'hormones sexuelles. On les trouve dans les protéines animales, les produits laitiers, les légumineuses et les graines.

17. **Coenzyme Q10 :** Cette substance est impliquée dans la production d'énergie et peut améliorer la santé sexuelle globale. On la trouve dans les poissons, la viande de bœuf, les épinards et les graines.

Intégrer ces nutriments et aliments bénéfiques dans votre alimentation peut contribuer à maintenir une libido saine et à améliorer votre santé sexuelle. Combinés à un mode de vie équilibré et à une bonne gestion du stress, ils peuvent aider à renforcer votre énergie sexuelle et votre bien-être global.

Il est important de noter que les effets de ces nutriments sur la libido peuvent varier d'une personne à l'autre, et qu'une alimentation équilibrée et variée est essentielle pour maintenir une bonne santé globale, y compris la santé sexuelle. Si vous avez des préoccupations spécifiques concernant votre libido, il est recommandé de consulter un professionnel de la santé qualifié.

La liste des aliments aphrodisiaque :

Dans ce chapitre, nous explorerons la fascinante notion des aliments aphrodisiaques, ces mets qui, depuis des siècles, sont considérés comme stimulants pour la libido et la passion amoureuse. L'idée que certains aliments peuvent éveiller le désir sexuel remonte à l'Antiquité, où différentes cultures associaient certaines substances à des propriétés aphrodisiaques. Aujourd'hui encore, cette notion continue d'alimenter notre curiosité et de susciter l'intérêt.

Nous plongerons dans la riche diversité des aliments aphrodisiaques, explorant les ingrédients les plus couramment cités, allant des fruits exotiques aux épices envoûtantes en passant par les fruits de mer délicats. Nous découvrirons les nutriments et les composés bioactifs présents dans ces aliments, qui sont censés stimuler la libido et favoriser une expérience amoureuse épanouissante.

Cependant, il est important de souligner que les effets aphrodisiaques des aliments peuvent varier d'une personne à l'autre, et qu'il n'existe pas de formule magique garantie pour susciter le désir. Les aliments aphrodisiaques peuvent être considérés comme une composante ludique et sensorielle d'une vie amoureuse épanouissante, mais il est essentiel de maintenir une approche globale de la santé sexuelle, en tenant compte de facteurs tels que le bien-être émotionnel, la communication, l'intimité et la santé générale.

Prêts à plonger dans l'univers séduisant des aliments aphrodisiaques et à découvrir les secrets culinaires pour raviver la flamme de la passion ? Suivez-nous dans cette exploration savoureuse des délices qui suscitent le désir et éveillent les sens.

Les Légumes :

Voici une liste de légumes aphrodisiaques avec des explications sur leur potentiel aphrodisiaque et les nutriments qui contribuent à cet effet :

1. **Asperges :** Les asperges sont considérées comme un légume aphrodisiaque en raison de leur teneur élevée en vitamine E, qui favorise la production d'hormones sexuelles. Elles contiennent également du folate, qui aide à réguler les niveaux d'hormones et améliore la circulation sanguine.

   - Préparez les asperges en les faisant bouillir, les grillant ou en les cuisant à la vapeur.
   - Ajoutez une touche d'huile d'olive et de sel pour rehausser leur saveur.
   - Consommez les asperges fraîches dans les 2 à 3 jours suivant leur achat pour préserver leur fraîcheur.

2. **Betterave :** Les betteraves sont riches en nitrates, qui sont convertis en oxyde nitrique dans le corps. L'oxyde nitrique est un composé qui aide à dilater les vaisseaux sanguins, améliorant ainsi la circulation sanguine et favorisant une meilleure réponse sexuelle.

    - Faites cuire les betteraves en les faisant bouillir, en les rôtissant ou en les cuisant à la vapeur.
    - Épluchez les betteraves une fois qu'elles sont cuites et ajoutez-les à des salades, des smoothies ou des plats de légumes.
    - Les betteraves peuvent tacher, alors assurez-vous de protéger vos surfaces de travail et vos mains lors de la manipulation.

3. **Carotte :** Les carottes sont riches en bêta-carotène, qui est converti en vitamine A dans le corps. La vitamine A joue un rôle essentiel dans la production d'hormones sexuelles et dans le maintien de la santé reproductive. De plus, la texture croquante des carottes peut être stimulante pour les sens.

    - Mangez les carottes crues en les coupant en bâtonnets et en les trempant dans une sauce ou une trempette.
    - Ajoutez des carottes râpées à vos salades pour apporter une touche de fraîcheur et de croquant.
    - Les carottes se conservent bien au réfrigérateur pendant environ 2 semaines.

4. **Céleri :** Le céleri est considéré comme un aliment aphrodisiaque en raison de sa teneur en androstérone, une hormone naturelle qui peut stimuler l'excitation chez les hommes et les femmes. De plus, le céleri est riche en vitamines et en minéraux essentiels pour une bonne santé sexuelle.

    - Mangez le céleri cru en le coupant en bâtonnets et en le trempant dans une sauce ou une trempette.
    - Ajoutez du céleri haché à vos soupes, vos ragoûts ou vos plats de légumes.
    - Le céleri se conserve bien au réfrigérateur pendant environ une semaine.

5. **Courgette :** Les courgettes sont riches en vitamines du groupe B, qui aident à réguler les niveaux d'hormones et à améliorer l'humeur. Elles contiennent également des antioxydants bénéfiques pour la santé sexuelle et des fibres qui favorisent la digestion.

    - Coupez les courgettes en rondelles ou en dés et faites-les sauter à la poêle avec de l'huile d'olive et des épices.
    - Utilisez des courgettes en spirale pour créer des "spaghettis" de légumes et associez-les à votre sauce préférée.

- Les courgettes se conservent bien au réfrigérateur pendant environ une semaine.

6. **Tomate :** Les tomates sont riches en lycopène, un antioxydant qui améliore la circulation sanguine et favorise une bonne santé cardiovasculaire. Elles sont également une source de vitamine C, qui stimule la production de collagène et améliore la santé des vaisseaux sanguins.

  - Consommez les tomates crues en les ajoutant à des salades, des sandwichs ou des wraps.
  - Utilisez les tomates dans vos sauces, vos soupes ou vos plats mijotés pour ajouter une saveur acidulée.
  - Les tomates se conservent bien à température ambiante, mais elles peuvent être réfrigérées si vous souhaitez les garder plus longtemps.

7. **Épinards :** Les épinards sont riches en magnésium, un minéral qui aide à détendre les vaisseaux sanguins et à favoriser une circulation sanguine saine. Ils sont également une source de folate, qui soutient la production d'hormones sexuelles et l'équilibre hormonal.
  - Ajoutez des épinards frais à vos salades, vos smoothies ou vos jus verts.
  - Faites sauter les épinards à la poêle avec de l'ail et de l'huile d'olive comme accompagnement savoureux.
  - Les épinards peuvent être conservés au réfrigérateur pendant environ une semaine.

8. **Oignon :** Les oignons contiennent du quercétin, un antioxydant qui aide à améliorer la circulation sanguine et à stimuler le système immunitaire. De plus, l'oignon est connu pour son potentiel stimulant et son odeur séduisante.

  - Utilisez des oignons dans vos plats cuisinés, vos sauces ou vos soupes pour ajouter de la saveur.
  - Faites revenir des oignons émincés dans de l'huile d'olive comme base aromatique pour de nombreux plats.
  - Les oignons se conservent bien dans un endroit frais et sec, à l'abri de la lumière directe du soleil.

9. **Poivron rouge :** Les poivrons rouges sont riches en vitamine C, un nutriment qui aide à améliorer la circulation sanguine et à renforcer le système immunitaire. Ils contiennent également du capsaïcine, qui peut stimuler la libération d'endorphines, les hormones du bonheur.

  - Ajoutez des poivrons rouges coupés en dés à vos salades, vos plats de légumes ou vos sautés.

- Grillez les poivrons rouges pour ajouter une saveur fumée et les incorporer à vos plats préférés.
- Les poivrons rouges se conservent bien au réfrigérateur pendant environ une semaine.

10. **Piment** : Les piments, tels que le piment de Cayenne ou le piment jalapeño, contiennent de la capsaïcine, un composé qui peut stimuler la circulation sanguine et augmenter la libération d'endorphines. Ils sont également connus pour leur capacité à augmenter la chaleur corporelle et à favoriser la libération de neurotransmetteurs liés au plaisir.

   - Utilisez des piments frais ou séchés pour ajouter du piquant à vos plats préférés.
   - Assaisonnez vos plats avec une pincée de piment de Cayenne ou ajoutez des tranches de piment jalapeño pour un peu de chaleur.
   - Faites preuve de prudence et ajustez la quantité de piment en fonction de votre tolérance à la chaleur.

11. **Ail** : L'ail est connu pour ses propriétés stimulantes et aphrodisiaques. Il contient de l'allicine, un composé soufré qui favorise la circulation sanguine et peut aider à améliorer la fonction sexuelle. De plus, l'ail est riche en antioxydants bénéfiques pour la santé générale.
   - Utilisez de l'ail frais émincé dans vos plats cuisinés, vos sauces ou vos marinades.
   - Ajoutez de l'ail en poudre à vos recettes pour une saveur intense et aromatique.
   - L'ail se conserve bien dans un endroit frais et sec, à l'abri de la lumière directe du soleil.

12. **Aubergine** : L'aubergine est un légume polyvalent et nutritif qui peut avoir des effets stimulants sur la libido. Elle contient des nutriments tels que le potassium et le magnésium, qui favorisent une circulation sanguine saine et soutiennent la santé sexuelle.

   - Coupez l'aubergine en tranches et faites-la griller, la faire sauter ou la rôtir avec des épices et de l'huile d'olive.
   - Préparez une délicieuse moussaka ou un gratin d'aubergines pour un repas savoureux et aphrodisiaque.
   - Les aubergines se conservent bien au réfrigérateur pendant environ une semaine.

13. **Radis** : Les radis sont riches en vitamine C et en minéraux essentiels, tels que le potassium et le calcium, qui favorisent la circulation sanguine et soutiennent une bonne santé sexuelle. Leur saveur piquante peut également stimuler les papilles gustatives.

   - Mangez les radis crus en les coupant en rondelles et en les ajoutant à des salades ou à des plateaux de crudités.
   - Ajoutez des radis râpés à vos sandwiches ou à vos wraps pour un croquant rafraîchissant.
   - Les radis peuvent être conservés au réfrigérateur pendant environ une semaine.

14. **Chou frisé** : Le chou frisé est une excellente source de vitamines et de minéraux, notamment de la vitamine C et du calcium. Ces nutriments soutiennent une bonne santé sexuelle en améliorant la circulation sanguine et en renforçant les tissus du corps.

   - Préparez des chips de chou frisé en assaisonnant les feuilles avec de l'huile d'olive, du sel et des épices, puis en les faisant cuire au four jusqu'à ce qu'elles soient croustillantes.
   - Ajoutez des feuilles de chou frisé à vos smoothies pour augmenter leur valeur nutritive.
   - Le chou frisé peut être conservé au réfrigérateur pendant environ une semaine.

15. **Artichaut** : L'artichaut est considéré comme un légume aphrodisiaque en raison de sa teneur en antioxydants et en minéraux tels que le magnésium, qui favorisent une bonne circulation sanguine et la relaxation des vaisseaux sanguins. De plus, sa forme sensuelle peut ajouter une touche de romantisme à votre assiette.

   - Faites cuire les artichauts à la vapeur jusqu'à ce qu'ils soient tendres, puis retirez les feuilles une à une pour les déguster avec une sauce d'accompagnement.
   - Utilisez des fonds d'artichauts dans les salades, les plats de pâtes ou les gratins pour une saveur délicieuse.
   - Les artichauts frais se conservent au réfrigérateur pendant environ une semaine.

16. **Poireau** : Le poireau est un légume aux propriétés aphrodisiaques grâce à sa teneur en vitamine C, en antioxydants et en composés soufrés. Il favorise la production de collagène et améliore la circulation sanguine, ce qui peut stimuler la libido.

- Coupez le poireau en fines rondelles et utilisez-le dans les soupes, les ragoûts ou les plats sautés pour ajouter une saveur subtile.
- Faites griller les poireaux avec de l'huile d'olive et des épices pour créer une délicieuse garniture ou un accompagnement.
- Les poireaux se conservent bien au réfrigérateur pendant environ une semaine.

17. **Navet :** Le navet est un légume-racine riche en nutriments, notamment en vitamine C, en potassium et en fibres. Il peut stimuler la circulation sanguine et contribuer à une bonne santé sexuelle.
- Épluchez et coupez les navets en dés, puis faites-les cuire à la vapeur, à l'eau bouillante ou rôtis au four.
- Ajoutez des navets à vos soupes, vos purées ou vos plats de légumes pour une saveur douce et légèrement sucrée.
- Les navets se conservent au réfrigérateur pendant environ une semaine.

18. **Patate douce :** La patate douce est un légume polyvalent et nutritif, riche en vitamine A, en vitamine C et en potassium. Ces nutriments favorisent la circulation sanguine et soutiennent la santé sexuelle.
- Faites cuire les patates douces au four, à la vapeur ou à l'eau bouillante jusqu'à ce qu'elles soient tendres, puis servez-les telles quelles ou écrasées.
- Utilisez des patates douces dans les plats de légumes, les purées ou les desserts pour ajouter une saveur sucrée et délicieuse.
- Les patates douces se conservent au comptoir à température ambiante pendant plusieurs semaines.

Les fruits :

Bien sûr ! Voici une liste de fruits aphrodisiaques avec des explications sur leur potentiel aphrodisiaque et les nutriments qui contribuent à cet effet :

1. **Banane :** La banane est un fruit aphrodisiaque grâce à sa teneur en vitamine B6, en potassium et en magnésium. Ces nutriments aident à stimuler la production d'hormones sexuelles, favorisent la circulation sanguine et améliorent l'humeur.
2. **Fraise :** La fraise est un fruit sensuel et aphrodisiaque. Elle contient des antioxydants, de la vitamine C et des composés stimulant la production de dopamine, l'hormone du plaisir. La fraise est également connue pour sa forme évocatrice et sa texture charnue.

3. **Avocat** : L'avocat est un fruit aphrodisiaque en raison de sa teneur en acide folique, en vitamine B6 et en vitamine E. Ces nutriments soutiennent la production d'hormones sexuelles et favorisent une bonne circulation sanguine.

4. **Mangue** : La mangue est un fruit exotique qui est souvent considéré comme un aphrodisiaque en raison de sa saveur sucrée et de sa texture juteuse. Elle est riche en vitamine C, en bêta-carotène et en antioxydants, qui soutiennent la santé sexuelle et améliorent la circulation sanguine.

5. **Grenade** : La grenade est un fruit aphrodisiaque grâce à sa teneur en antioxydants, en vitamine C et en acide ellagique. Ces composés favorisent la circulation sanguine, améliorent la libido et la santé cardiovasculaire.

6. **Figues** : Les figues sont des fruits sensuels et gorgés de saveurs. Elles sont riches en antioxydants, en fibres et en vitamines qui soutiennent la circulation sanguine et améliorent la santé sexuelle.

7. **Raisin** : Le raisin est souvent associé à la sensualité et à la fertilité. Il contient des antioxydants, des vitamines et des minéraux qui favorisent la circulation sanguine et soutiennent une bonne santé sexuelle.

8. **Framboise** : La framboise est un fruit délicieusement sucré et sensuel qui est riche en antioxydants, en vitamine C et en fibres. Ces composés favorisent la circulation sanguine et soutiennent une bonne santé sexuelle.

9. **Pastèque** : La pastèque est un fruit rafraîchissant et hydratant, souvent associé à la sensualité. Elle est riche en citrulline, un acide aminé qui favorise la dilatation des vaisseaux sanguins et peut améliorer la circulation sanguine.

10. **Ananas** : L'ananas est un fruit tropical qui est souvent considéré comme un stimulant naturel de la libido. Il contient une enzyme appelée bromélaïne, qui peut aider à améliorer la circulation sanguine et à favoriser la digestion.

11. **Cerise** : Les cerises sont des fruits charnus et juteux qui sont associés à la séduction et à la passion. Elles contiennent des antioxydants et des flavonoïdes bénéfiques pour la circulation sanguine et la santé cardiovasculaire.

12. **Kiwi** : Le kiwi est un fruit exotique qui est riche en vitamine C, en fibres et en antioxydants. Il favorise la circulation sanguine et soutient une bonne santé sexuelle.

<u>**Les plantes aphrodisiaques naturels :**</u>

Important :

Chaque femme est unique, avec sa propre situation de santé et d'éventuelles affections. Même si ces aliments ne sont pas considérés comme dangereux et ne présentent généralement aucun risque pour la santé, il est important de prendre certaines précautions. Si vous envisagez d'utiliser ces aliments sous forme de compléments alimentaires que vous pouvez trouver en pharmacie ou en ligne, je vous recommande vivement de consulter votre médecin au préalable. Votre médecin pourra discuter avec vous des éventuels risques potentiels liés à votre état de santé spécifique et vous conseiller sur les dosages appropriés. Il est également essentiel de suivre scrupuleusement les instructions de dosage recommandées par le fabricant. La sécurité et le bien-être de votre santé sont primordiaux, et il est préférable de prendre des décisions éclairées en bénéficiant des conseils professionnels de votre médecin.

1. **Maca :** La maca est une plante originaire des Andes péruviennes, connue pour ses propriétés aphrodisiaques. Elle est réputée pour augmenter la libido, l'énergie sexuelle et la fertilité. La maca est riche en nutriments essentiels tels que les vitamines B, C et E, ainsi que des minéraux comme le calcium, le magnésium et le zinc. Vous pouvez la consommer sous forme de poudre ou de complément alimentaire.

   - Ajoutez une cuillère à café de poudre de maca dans vos smoothies, vos boissons chaudes ou vos recettes de pâtisseries. Commencez par une petite quantité et augmentez progressivement si vous le souhaitez.

2. **Ginseng :** c'est une plante adaptogène qui est utilisée depuis des siècles pour augmenter l'énergie, la vitalité et la libido. Il est réputé pour améliorer la fonction érectile et la réponse sexuelle. Le ginseng est disponible sous forme de complément alimentaire, de thé ou de teinture.

   - Consommez du thé au ginseng régulièrement pour bénéficier de ses effets stimulants. Et optez pour un complément alimentaire à base de ginseng, en suivant les instructions de dosage recommandées.

3. **Damiana :** c'est une plante originaire d'Amérique centrale qui est utilisée traditionnellement comme aphrodisiaque. Elle est réputée pour stimuler la libido, détendre l'esprit et favoriser l'excitation sexuelle. La Damiana est souvent consommée sous forme de tisane ou d'extrait liquide.

   - Préparez une tisane de Damiana en faisant infuser une cuillère à café de feuilles séchées dans de l'eau chaude pendant 10 minutes. Buvez la tisane avant un moment intime pour profiter de ses bienfaits aphrodisiaques. Et respectez les recommandations de dosage et consultez un professionnel de la santé si vous avez des préoccupations.

4. **Tribulus terrestris :** c'est une plante utilisée dans la médecine traditionnelle chinoise et ayurvédique pour améliorer la libido et l'endurance sexuelle. Il est connu pour stimuler la production de testostérone et augmenter le flux sanguin vers les organes génitaux. Vous pouvez le trouver sous forme de complément alimentaire.

5. **Yohimbe :** L'écorce de l'arbre yohimbe est utilisée depuis longtemps comme aphrodisiaque naturel. Elle contient un composé appelé yohimbine qui peut stimuler la libido et améliorer la fonction érectile. Il est important de noter que la yohimbine peut avoir des effets secondaires et interagir avec certains médicaments, il est donc recommandé de consulter un professionnel de la santé avant de l'utiliser.

6. **Epimedium (Herbe de chèvre cornée) :** L'épimedium est une plante qui contient un composé actif appelé icariin, connu pour ses propriétés aphrodisiaques et stimulantes. On pense qu'il aide à augmenter la libido et à améliorer la fonction érectile. Vous pouvez trouver des suppléments d'épimedium dans les magasins spécialisés en produits naturels.

7. **Muira Puama :** c'est une plante originaire d'Amazonie, également connue sous le nom de "bois bandé". Elle est réputée pour ses effets stimulants sur la libido et son potentiel pour améliorer les performances sexuelles. Elle est souvent consommée sous forme de complément alimentaire ou d'extrait liquide. Respectez les instructions de dosage recommandées par le fabricant.

8. **Sauge :** La sauge est une herbe aromatique couramment utilisée en cuisine, mais elle est également réputée pour ses propriétés aphrodisiaques. On pense qu'elle aide à stimuler la libido et à augmenter la lubrification naturelle. Vous pouvez l'utiliser comme condiment dans vos plats ou préparer une infusion à base de feuilles de sauge séchées.

    - Infusez une cuillère à café de feuilles de sauge séchées dans de l'eau chaude pendant 10 minutes. Et Buvez l'infusion de sauge régulièrement pour profiter de ses bienfaits aphrodisiaques.

9. **Fenugrec :** Le fenugrec est une plante dont les graines sont utilisées pour leurs propriétés aphrodisiaques et stimulantes. Il est réputé pour augmenter le désir sexuel et l'endurance. Les graines de fenugrec peuvent être consommées sous forme de poudre ou de complément alimentaire.

- Ajoutez une cuillère à café de poudre de fenugrec à vos smoothies, vos soupes ou vos plats cuisinés. Commencez par une petite quantité et augmentez progressivement si vous le souhaitez.

13. **Gingko biloba :** c'est une plante connue pour améliorer la circulation sanguine, y compris celle vers les organes génitaux. Il peut contribuer à augmenter l'excitation sexuelle et améliorer la fonction érectile. Le gingko biloba est souvent disponible sous forme de complément alimentaire.

16. **Ashwagandha :** c'est une plante adaptogène utilisée dans la médecine ayurvédique pour améliorer la libido, réduire le stress et augmenter l'énergie. Il est réputé pour ses effets équilibrants sur le système hormonal et ses propriétés revitalisantes. Vous pouvez trouver des suppléments d'ashwagandha dans les magasins spécialisés en produits naturels.

17. **Menthe :** est une plante rafraîchissante et stimulante qui peut également avoir des effets positifs sur la libido. Elle peut aider à stimuler les sens et à favoriser une meilleure circulation sanguine. Vous pouvez utiliser des feuilles de menthe fraîche pour préparer des infusions ou ajouter de l'huile essentielle de menthe à votre routine de massage sensuel.

   - Infusez des feuilles de menthe fraîche dans de l'eau chaude pour préparer une infusion rafraîchissante.
   - Ajoutez quelques gouttes d'huile essentielle de menthe à une huile de massage pour un effet stimulant.
   - Utilisez la menthe de manière modérée, car elle peut être puissante.

18. **Tribulus Terrestris :** est une plante utilisée depuis longtemps dans la médecine traditionnelle pour stimuler la libido et améliorer la fonction sexuelle. Il est réputé pour augmenter les niveaux de testostérone, favorisant ainsi le désir sexuel chez les hommes et les femmes. Le tribulus terrestris est souvent disponible sous forme de complément alimentaire.

19. **Anis :** est une plante aromatique qui a été utilisée depuis longtemps comme aphrodisiaque. Il est connu pour stimuler la libido et favoriser la détente. L'anis peut être consommé sous forme d'infusion, d'huile essentielle ou comme ingrédient culinaire.

   - Préparez une infusion d'anis en faisant infuser une cuillère à café de graines d'anis dans de l'eau chaude pendant quelques minutes.
   - Ajoutez quelques gouttes d'huile essentielle d'anis à votre bain ou à votre huile de massage pour profiter de ses effets aphrodisiaques.

- Utilisez l'anis avec modération, car une consommation excessive peut avoir des effets indésirables.

20. **Patchouli :** est une plante aux arômes terreux et boisés, connue pour ses propriétés aphrodisiaques et relaxantes. Son parfum sensuel peut aider à stimuler la libido et à créer une ambiance propice à l'intimité. Vous pouvez utiliser de l'huile essentielle de patchouli dans un diffuseur, dans votre bain ou comme parfum corporel.

    - Diffusez de l'huile essentielle de patchouli dans votre chambre pour créer une atmosphère sensuelle.
    - Ajoutez quelques gouttes d'huile essentielle de patchouli à votre bain pour vous détendre et stimuler vos sens.
    - Utilisez le patchouli avec modération, car son parfum peut être assez puissant

21. **Salsepareille :** est une plante utilisée traditionnellement comme tonique sexuel. Elle est réputée pour stimuler la libido, améliorer la vitalité et favoriser l'énergie sexuelle. La salsepareille peut être consommée sous forme de thé, de complément alimentaire ou de teinture.

    - Préparez une infusion de salsepareille en faisant infuser une cuillère à café de racines séchées dans de l'eau chaude pendant 10 à 15 minutes.

22. **Cataire :** également connue sous le nom d'herbe à chat, est une plante qui peut également avoir des effets stimulants sur les humains. Elle est réputée pour augmenter la sensibilité sexuelle et stimuler l'excitation. Vous pouvez utiliser des feuilles de cataire séchées pour préparer une infusion ou ajouter de l'huile essentielle de cataire à votre huile de massage.

    - Infusez des feuilles de cataire séchées dans de l'eau chaude pendant quelques minutes pour préparer une infusion relaxante.
    - Ajoutez quelques gouttes d'huile essentielle de cataire à une huile de massage pour stimuler les sens.
    - Utilisez la cataire avec précaution, car elle peut avoir des effets différents sur chaque individu.

Les épices :

Les épices sont souvent considérées comme des aphrodisiaques en raison de leurs propriétés stimulantes, de leurs arômes puissants et de leurs effets bénéfiques sur la circulation sanguine. Voici quelques raisons pour lesquelles les épices sont parfois associées à une stimulation de la libido chez les femmes :

1. **Effet stimulant :** Certaines épices, comme le gingembre, le poivre de Cayenne et le clou de girofle, ont des propriétés stimulantes qui peuvent augmenter la circulation sanguine et activer le système nerveux, ce qui peut potentiellement améliorer l'excitation sexuelle.

2. **Amélioration de la circulation sanguine :** De nombreuses épices, comme la cannelle, le safran et le piment de Cayenne, peuvent favoriser une meilleure circulation sanguine. Une bonne circulation sanguine est essentielle pour une réponse sexuelle saine, car elle permet d'apporter plus de sang et d'oxygène aux organes génitaux.

3. **Parfum et arômes :** Les arômes intenses et les parfums envoûtants des épices peuvent stimuler les sens et éveiller l'appétit sexuel. Les odeurs agréables peuvent créer une ambiance propice à l'intimité et stimuler le désir.

4. **Propriétés antioxydantes :** Certaines épices, telles que la cannelle, le clou de girofle et le curcuma, sont riches en composés antioxydants. Les antioxydants peuvent aider à maintenir la santé générale, y compris la santé sexuelle, en protégeant les cellules contre les dommages oxydatifs et en favorisant une bonne fonction vasculaire.

5. **Tradition et symbolisme :** De nombreuses épices ont été considérées comme aphrodisiaques depuis des siècles dans différentes cultures. Leur association avec la séduction et la sexualité remonte à des traditions anciennes, et ces croyances ont été transmises à travers les générations.

Voici une liste d'épices couramment considérées comme ayant des propriétés aphrodisiaques, ainsi que des suggestions sur la façon de les utiliser :

1. **Safran :** Le safran est souvent considéré comme l'une des épices les plus puissantes pour stimuler la libido. Il peut être utilisé pour aromatiser les plats, les boissons chaudes ou même ajouté à des desserts. Quelques brins de safran peuvent être infusés dans du lait chaud pour préparer une boisson aphrodisiaque.

2. **Cardamome :** La cardamome est connue pour ses propriétés stimulantes et peut être utilisée dans une variété de préparations, notamment dans les boissons chaudes comme le thé ou le café. Vous pouvez également ajouter de la cardamome moulue à vos plats sucrés, tels que les desserts et les pâtisseries.

3. **Cannelle :** La cannelle est une épice chaleureuse qui peut stimuler la circulation sanguine et agir comme un aphrodisiaque. Vous pouvez saupoudrer de la cannelle dans votre café, votre thé, vos smoothies ou l'ajouter à des plats sucrés comme les compotes de fruits.

4. **Gingembre** : Le gingembre est réputé pour ses propriétés stimulantes et peut être utilisé frais, séché ou en poudre. Vous pouvez l'ajouter à des plats salés, tels que des sautés ou des marinades, ainsi qu'à des boissons chaudes comme le thé au gingembre. Le gingembre confit peut également être consommé comme une friandise.

5. **Vanille** : La vanille a un parfum doux et exotique qui peut avoir un effet relaxant et stimulant. Vous pouvez utiliser de l'extrait de vanille pour aromatiser vos desserts, vos boissons chaudes, vos smoothies ou même l'ajouter à des plats salés comme les sauces.

6. **Piment de Cayenne** : Le piment de Cayenne est un stimulant puissant qui peut augmenter la circulation sanguine et libérer des endorphines. Ajoutez une pincée de piment de Cayenne à vos plats épicés, tels que les currys, les soupes ou les sauces, pour stimuler votre métabolisme et votre libido.

7. **Anis étoilé** : L'anis étoilé est souvent utilisé comme aphrodisiaque en raison de ses propriétés stimulantes. Il peut être utilisé pour aromatiser les boissons chaudes, les infusions, les desserts ou ajouté à des plats salés pour donner une saveur distincte.

8. **Poivre** : Le poivre noir peut stimuler la circulation sanguine et ajouter une touche de chaleur à vos plats. Utilisez-le pour assaisonner vos plats salés, vos marinades ou même pour rehausser la saveur de certains desserts au chocolat.

9. **Clou de girofle** : Les clous de girofle ont été associés à des effets stimulants et aphrodisiaques. Vous pouvez les ajouter à des boissons chaudes comme le thé, ou les utiliser pour aromatiser des plats sucrés comme les compotes de fruits ou les desserts.

10. **Muscade** : La muscade a une saveur chaleureuse et une réputation d'aphrodisiaque. Elle peut être utilisée pour aromatiser des boissons chaudes, des desserts ou des plats salés comme les soupes ou les sauces à base de crème.

11. **Aneth** : L'aneth est souvent utilisé pour ses propriétés stimulantes et son parfum agréable. Il peut être ajouté aux plats de poisson, aux marinades, aux salades ou même aux boissons rafraîchissantes.

12. **Macis** : Le macis est une épice obtenue à partir de l'enveloppe externe de la noix de muscade et est souvent considéré comme un aphrodisiaque. Il peut être utilisé dans les desserts, les boissons chaudes, les plats de viande ou les sauces.

13. **Graines de fenouil** : Les graines de fenouil sont souvent utilisées comme stimulant de la libido et pour améliorer la digestion. Elles peuvent être mâchées directement après les repas ou utilisées pour aromatiser les plats salés comme les currys, les ragoûts ou les soupes.

14. **Coriandre** : La coriandre a un parfum unique et peut aider à stimuler la libido. Elle peut être utilisée fraîche ou séchée dans les plats salés, les marinades, les salades ou les boissons rafraîchissantes.
15. **Curcuma** : Le curcuma est réputé pour ses propriétés anti-inflammatoires et peut contribuer à améliorer la circulation sanguine. Il peut être utilisé dans les currys, les ragoûts, les smoothies ou les boissons chaudes.
16. **Cardamome noire** : La cardamome noire est une variété plus intense et plus aromatique de la cardamome verte. Elle peut être utilisée pour parfumer les boissons chaudes, les desserts, les plats sucrés et les sauces.
17. **Galanga** : La galanga est une racine asiatique apparentée au gingembre, connue pour ses propriétés stimulantes. Elle peut être utilisée dans les soupes, les plats de viande, les currys ou les marinades.
18. **Grain de paradis** : Le grain de paradis est une épice aux saveurs épicées et citronnées. Il peut être utilisé pour aromatiser les plats de viande, les sauces, les soupes ou ajouté à des boissons chaudes comme le vin chaud.
19. **Poivre de Sichuan** : Le poivre de Sichuan a un goût unique, légèrement citronné et légèrement picotant. Il peut être utilisé dans les plats sautés, les marinades, les sauces ou ajouté aux desserts pour une saveur inattendue.
20. **Baies de genièvre** : Les baies de genièvre sont souvent utilisées pour leurs propriétés stimulantes. Elles peuvent être utilisées pour aromatiser les marinades, les plats de viande, les sauces ou même ajoutées aux boissons alcoolisées.
21. **Réglisse** : La réglisse a une saveur sucrée et une réputation d'aphrodisiaque. Elle peut être utilisée pour aromatiser les boissons chaudes, les desserts, les infusions ou les bonbons.
22. **Basilic** : Le basilic est une herbe aromatique utilisée pour ses propriétés stimulantes et rafraîchissantes. Il peut être utilisé dans les salades, les sauces, les plats de pâtes ou les boissons rafraîchissantes.
23. **Vanille de Tahiti** : La vanille de Tahiti a une saveur douce et exotique. Elle peut être utilisée dans les desserts, les boissons chaudes, les crèmes glacées ou les smoothies.

Viande :

I n'y a pas de preuve scientifique solide pour soutenir l'idée que certaines viandes ont des propriétés aphrodisiaques spécifiques. Cependant, certaines viandes sont riches en nutriments bénéfiques pour la santé sexuelle. Voici une liste de viandes qui peuvent être incluses dans une alimentation équilibrée pour favoriser la libido et la santé sexuelle :

1. **Viande de bœuf maigre** : La viande de bœuf maigre est riche en zinc, un nutriment essentiel pour la production d'hormones sexuelles telles que l'œstrogène et la testostérone.
2. **Poulet bio:** Le poulet est une bonne source de protéines, qui est importante pour la production d'hormones et pour maintenir la santé générale.
3. **Dinde bio :** La dinde est également riche en protéines et peut contribuer à une alimentation équilibrée.
4. **Gibier :** Certaines viandes de gibier, comme le cerf, le chevreuil ou le lapin, sont souvent considérées comme étant maigres et riches en protéines. Elles peuvent être incluses dans une alimentation variée.
5. **Agneau :** L'agneau contient des vitamines B, du zinc et du fer, qui sont importants pour la santé sexuelle et globale.

Viande et fruit de mer :

Voici une liste de poissons et de fruits de mer qui sont souvent considérés comme étant bénéfiques pour la libido et la santé sexuelle :

1. **Huîtres** : Les huîtres sont souvent considérées comme un aliment aphrodisiaque en raison de leur teneur élevée en zinc, qui est essentiel pour la production d'hormones sexuelles.
2. **Saumon :** Le saumon est riche en acides gras oméga-3, qui favorisent une bonne circulation sanguine et une santé cardiaque, contribuant ainsi à une libido saine.
3. **Moules :** Les moules sont une bonne source de zinc, de vitamines B12 et de fer, qui sont tous des nutriments importants pour la santé sexuelle.
4. **Crevettes :** Les crevettes contiennent du zinc, de l'acide gras oméga-3 et des vitamines B12, qui peuvent tous soutenir une fonction sexuelle saine.
5. **Homard :** Le homard est riche en zinc et en vitamines B12, qui peuvent jouer un rôle dans la stimulation de la libido.
6. **Sardines :** Les sardines sont riches en acides gras oméga-3, en vitamine D et en calcium, qui peuvent contribuer à une bonne santé sexuelle.
7. **Thon :** Le thon est une excellente source de vitamine D, qui peut jouer un rôle dans la production d'hormones sexuelles.
8. **Truite :** La truite est riche en acides gras oméga-3 et en vitamine B12, qui peuvent soutenir une bonne fonction sexuelle.
9. **Hareng :** Le hareng est riche en acides gras oméga-3, en vitamine D et en vitamine B12, qui peuvent tous contribuer à une libido saine.
10. **Coquilles Saint-Jacques :** Les coquilles Saint-Jacques sont une source de zinc, de vitamines B12 et de magnésium, qui peuvent soutenir la santé sexuelle.

Les fruits à coque ou fruits secs :

Les amandes, les noix de Brésil, les noix et les pistaches font partie de la catégorie des fruits à coque ou fruits secs. Ces aliments sont des graines oléagineuses riches en nutriments tels que les acides gras insaturés, les protéines, les fibres, les vitamines et les minéraux. Ils sont souvent considérés comme étant bénéfiques pour la santé en raison de leurs propriétés nutritionnelles et de leurs effets potentiels sur la santé cardiaque, la gestion du poids, la fonction cognitive et la santé sexuelle. Les fruits à coque sont souvent inclus dans une alimentation équilibrée et variée en tant que collation saine ou ajoutés à des plats tels que les salades, les céréales, les desserts ou les mélanges de noix.

Autres aliments aphrodisiaque :

1. **Chocolat noir** : Le chocolat noir est souvent considéré comme un aliment aphrodisiaque en raison de sa teneur en phényléthylamine, un composé qui peut stimuler la production d'endorphines et améliorer l'humeur. Le chocolat noir est également riche en antioxydants et en minéraux tels que le magnésium, qui peuvent favoriser la circulation sanguine. Choisissez du chocolat noir avec une teneur en cacao élevée (70% ou plus) pour maximiser les bienfaits. Dégustez quelques carrés de chocolat noir nature, ou utilisez-le dans vos desserts, vos smoothies ou vos préparations culinaires.Mais n'oubliez pas de consommer avec modération, car le chocolat est calorique.

2. **Miel :** Le miel est souvent considéré comme un aliment aphrodisiaque en raison de ses propriétés énergisantes et de sa teneur en nutriments tels que les vitamines B, le zinc et le bore. Il peut aider à augmenter l'énergie et à améliorer la circulation sanguine. Utilisez le miel comme édulcorant naturel dans vos boissons chaudes, vos smoothies, vos desserts ou vos sauces. Ajoutez une cuillère à café de miel à du yaourt nature ou à des fruits frais pour une collation énergisante.

Les aliments inhibiteurs de libido ou des "tueurs de libido".

Voici une liste d'aliments souvent considérés comme des inhibiteurs de libido ou des "tueurs de libido". Cependant, il est important de noter que l'effet de ces aliments peut varier d'une personne à l'autre et que la modération est essentielle dans une alimentation équilibrée.

1. **Alcool :** La consommation excessive d'alcool peut diminuer la libido et affecter la performance sexuelle.
2. **Caféine :** La consommation excessive de caféine peut provoquer de l'anxiété et perturber le sommeil, ce qui peut avoir un impact négatif sur la libido.
3. **Aliments riches en sucre :** Les aliments riches en sucre peuvent provoquer des fluctuations de la glycémie et entraîner une baisse d'énergie, ce qui peut affecter la libido.
4. **Aliments gras et frits :** Les aliments gras et frits peuvent rendre la digestion plus difficile, entraîner une prise de poids et affecter la confiance en soi, ce qui peut influencer la libido.
5. **Aliments transformés et riches en additifs :** Les aliments transformés contenant des additifs chimiques peuvent avoir un impact négatif sur la santé globale, y compris la libido.
6. **Soja et produits à base de soja :** Certains produits à base de soja contiennent des phytoestrogènes, qui peuvent affecter les niveaux d'hormones chez certaines personnes et potentiellement réduire la libido.
7. **Viande rouge :** La consommation excessive de viande rouge peut augmenter les niveaux de cholestérol et avoir un impact négatif sur la circulation sanguine, ce qui peut influencer la libido.
8. **Produits laitiers :** Certains produits laitiers peuvent causer des problèmes digestifs chez certaines personnes, ce qui peut réduire le confort physique et l'intérêt sexuel.
9. **Aliments épicés :** Les aliments épicés peuvent provoquer des sensations de chaleur et d'inconfort, ce qui peut diminuer l'intérêt pour l'activité sexuelle chez certaines personnes.
10. **Régimes restrictifs ou carencés :** Les régimes extrêmement restrictifs ou carencés en nutriments essentiels peuvent entraîner une diminution de l'énergie et des déséquilibres hormonaux, ce qui peut affecter la libido.
11. **Aspartame :** Certains édulcorants artificiels, tels que l'aspartame, ont été associés à des problèmes de santé sexuelle chez certaines personnes. Il est recommandé de limiter la consommation d'édulcorants artificiels.
12. **Produits à base de blé raffiné :** Les produits à base de farine de blé raffinée, tels que le pain blanc et les pâtes, peuvent provoquer des fluctuations de la glycémie et affecter l'énergie, ce qui peut avoir un impact sur la libido.

13. **Excès de sel :** Une consommation excessive de sel peut entraîner une rétention d'eau, une pression artérielle élevée et une diminution de la circulation sanguine, ce qui peut influencer la libido.
14. **Plats préparés et fast-foods :** Les plats préparés et les aliments de fast-food sont souvent riches en gras trans, en sodium et en additifs chimiques, ce qui peut avoir un impact négatif sur la santé et la libido.
15. **Soda et boissons sucrées :** Les boissons sucrées peuvent contribuer à la prise de poids, affecter l'équilibre hormonal et potentiellement réduire l'intérêt sexuel.
16. **Excès de viande transformée :** Une consommation excessive de viandes transformées, comme les saucisses et les charcuteries, est associée à un risque accru de problèmes de santé qui peuvent affecter la libido, tels que les maladies cardiovasculaires.
17. **Excès de sel iodé :** Une consommation excessive de sel iodé peut perturber l'équilibre hormonal et affecter la fonction thyroïdienne, ce qui peut influencer la libido.
18. **Produits contenant des gras trans :** Les gras trans présents dans certains aliments transformés peuvent avoir un impact négatif sur la santé cardiovasculaire, la circulation sanguine et potentiellement la libido.

Gardez à l'esprit que ces aliments peuvent avoir des effets différents d'une personne à l'autre, et qu'il est important d'adopter une approche individualisée en matière d'alimentation et de mode de vie pour soutenir une libido saine. Si vous avez des préoccupations spécifiques, il est recommandé de consulter un professionnel de la santé pour obtenir des conseils adaptés à votre situation.

Régime alimentaire aphrodisiaque pour une semaine.

Voici un exemple de régime alimentaire aphrodisiaque pour une semaine pour les femmes, comprenant des recettes, des conseils et des astuces pour chaque journée:

Jour 1 :

Petit-déjeuner :Smoothie aux baies aphrodisiaques :

- **Ingrédients :** 1 tasse de baies mélangées (fraises, framboises, mûres), 1 banane, 1/2 tasse de yaourt grec, 1 cuillère à soupe de miel, 1 cuillère à soupe de graines de chia.
- **Préparation :** Dans un mixeur, combinez tous les ingrédients et mixez jusqu'à obtenir une consistance lisse.
- **Conseils et astuces :** Ajoutez une touche de cannelle ou de vanille pour rehausser la saveur. Vous pouvez également ajouter des noix ou des graines pour plus de croquant.

Déjeuner :Salade de quinoa et d'avocat :

- **Ingrédients :** 1 tasse de quinoa cuit, 1 avocat coupé en dés, 1/2 concombre coupé en dés, 1/4 tasse de tomates cerises coupées en deux, jus de citron, huile d'olive, sel et poivre.
- **Préparation :** Dans un bol, mélangez tous les ingrédients et assaisonnez avec du jus de citron, de l'huile d'olive, du sel et du poivre selon votre goût.
- **Conseils et astuces :** Ajoutez des feuilles de menthe fraîche hachées pour une saveur rafraîchissante. Vous pouvez également ajouter des crevettes ou du poulet grillé pour plus de protéines.

Dîner :Saumon grillé avec asperges :

- **Ingrédients :** 1 filet de saumon, 1 botte d'asperges, huile d'olive, jus de citron, sel et poivre.
- **Préparation :** Préchauffez votre gril. Badigeonnez le saumon et les asperges d'huile d'olive, de jus de citron, de sel et de poivre. Faites griller le saumon et les asperges jusqu'à ce qu'ils soient cuits à votre goût.
- **Conseils et astuces :** Ajoutez des herbes fraîches comme de l'aneth ou du persil sur le saumon pour plus de saveur. Servez avec une portion de riz brun ou de quinoa pour accompagner.

Petit-déjeuner : Toast à l'avocat et aux œufs :

- **Ingrédients :** 1 tranche de pain complet, 1/2 avocat écrasé, 1 œuf poché, sel et poivre.
- **Préparation :** Faites griller la tranche de pain et étalez l'avocat écrasé. Ajoutez l'œuf poché par-dessus et assaisonnez avec du sel et du poivre.

Conseils et astuces : Ajoutez une pincée de piment de Cayenne ou de flocons de piment pour un peu de piquant. Vous pouvez également ajouter des tranches de tomates ou de concombre pour plus de fraîcheur.

Déjeuner : Salade de crevettes et de mangue :

- **Ingrédients :** 1 tasse de crevettes décortiquées et cuites, 1 mangue coupée en dés, 1/4 tasse d'oignon rouge émincé, jus de citron vert, huile d'olive, coriandre fraîche, sel et poivre.
- **Préparation :** Dans un bol, mélangez les crevettes, la mangue et l'oignon rouge. Assaisonnez avec du jus de citron vert, de l'huile d'olive, de la coriandre fraîche, du sel et du poivre.
- **Conseils et astuces :** Ajoutez un peu de piment jalapeno émincé pour une touche épicée. Servez la salade sur un lit de laitue croquante.

Dîner : Poulet rôti aux herbes avec légumes :

- **Ingrédients :** 1 poitrine de poulet, mélange d'herbes (thym, romarin, origan), huile d'olive, sel et poivre, légumes de votre choix (brocoli, carottes, courgettes).
- **Préparation :** Préchauffez votre four. Assaisonnez la poitrine de poulet avec le mélange d'herbes, de l'huile d'olive, du sel et du poivre. Placez le poulet et les légumes sur une plaque de cuisson et faites rôtir au four jusqu'à ce que le poulet soit cuit et les légumes soient tendres.
- **Conseils et astuces :** Vous pouvez ajouter des tranches de citron sur le poulet pour une saveur acidulée. Assurez-vous de bien arroser les légumes d'huile d'olive avant de les faire rôtir pour éviter qu'ils ne se dessèchent.

Petit-déjeuner : Bowl au yogourt et aux fruits :

- **Ingrédients :** 1 tasse de yogourt grec nature, 1/2 tasse de mélange de fruits (baies, kiwi, mangue), 2 cuillères à soupe de granola, 1 cuillère à soupe de miel.

- **Préparation** : Dans un bol, déposez le yogourt grec et garnissez-le de fruits frais et de granola. Arrosez de miel pour sucrer légèrement.
- **Conseils et astuces** : Ajoutez des graines de lin ou de chia pour augmenter la teneur en oméga-3 et en fibres. Vous pouvez également saupoudrer de cannelle pour plus de saveur.

Déjeuner : Wrap de dinde et d'avocat :

- **Ingrédients** : 1 tortilla de blé entier, 3 à 4 tranches de dinde, 1/2 avocat en tranches, laitue, tomates, moutarde.
- **Préparation** : Étalez la moutarde sur la tortilla, puis ajoutez les tranches de dinde, les tranches d'avocat, la laitue et les tomates. Enroulez le tout et coupez le wrap en deux.
- **Conseils et astuces** : Ajoutez des tranches de concombre ou de poivron pour plus de fraîcheur et de croquant. Vous pouvez également utiliser de la mayonnaise légère ou une sauce au yaourt comme alternative à la moutarde.

Dîner : Pâtes aux fruits de mer :

- **Ingrédients** : 1 tasse de pâtes (de votre choix), mélange de fruits de mer (crevettes, moules, calamars), 1 gousse d'ail émincée, 1/4 tasse de vin blanc, jus de citron, persil frais, sel et poivre.
- **Préparation** : Faites cuire les pâtes selon les instructions sur l'emballage. Dans une poêle, faites revenir l'ail dans un peu d'huile d'olive. Ajoutez les fruits de mer et faites cuire jusqu'à ce qu'ils soient bien cuits. Déglacez avec le vin blanc et le jus de citron. Ajoutez les pâtes cuites et mélangez bien. Assaisonnez avec du sel, du poivre et du persil frais haché.
- **Conseils et astuces** : Ajoutez des légumes comme des épinards ou des tomates cerises pour une touche de couleur et de nutriments supplémentaires. Vous pouvez également ajouter une pincée de piment rouge broyé pour plus de saveur épicée.

Jour 4 :

Petit-déjeuner : Smoothie vert énergisant :

- **Ingrédients** : 1 tasse d'épinards frais, 1/2 banane, 1/2 tasse de mangue congelée, 1/2 tasse de lait d'amande, 1 cuillère à soupe de beurre d'amande, 1 cuillère à café de miel.
- **Préparation** : Dans un mixeur, combinez tous les ingrédients et mixez jusqu'à obtention d'une consistance lisse.

- **Conseils et astuces** : Ajoutez une cuillère à café de graines de chanvre pour augmenter la teneur en protéines. Vous pouvez également ajouter une pincée de spiruline en poudre pour un boost nutritionnel.

Déjeuner : Salade de poulet grillé :

- **Ingrédients** : 1 poitrine de poulet grillée, laitue mélangée, concombre en tranches, tomates cerises, avocat en dés, vinaigrette légère.
- **Préparation** : Dans un bol, disposez la laitue mélangée et garnissez-la de tranches de concombre, de tomates cerises et d'avocat en dés. Ajoutez le poulet grillé tranché. Arrosez de vinaigrette légère.
- **Conseils et astuces** : Ajoutez des graines de tournesol ou de citrouille pour plus de croquant. Vous pouvez également ajouter des quartiers d'orange pour une saveur sucrée et acidulée.

Dîner : Steak de bœuf avec légumes sautés :

- **Ingrédients** : 1 steak de bœuf, mélange de légumes sautés (brocoli, poivrons, champignons), sauce soja réduite en sel, huile de sésame, sel et poivre.
- **Préparation** : Assaisonnez le steak avec du sel et du poivre. Faites-le griller ou cuire selon vos préférences. Dans une poêle, faites sauter les légumes dans un peu d'huile de sésame. Ajoutez un filet de sauce soja réduite en sel. Servez le steak avec les légumes sautés.
- **Conseils et astuces** : Ajoutez des épices comme le gingembre râpé ou l'ail émincé pour plus de saveur asiatique. Accompagnez le repas de quinoa ou de riz complet pour plus de satiété.

Jour 5 :

Petit-déjeuner : Porridge à la cannelle et aux fruits secs :

- **Ingrédients** : 1/2 tasse de flocons d'avoine, 1 tasse de lait d'amande, 1 cuillère à soupe de sirop d'érable, 1 cuillère à café de cannelle, mélange de fruits secs (raisins secs, cranberries, noix).
- **Préparation** : Dans une casserole, faites cuire les flocons d'avoine avec le lait d'amande, le sirop d'érable et la cannelle jusqu'à ce qu'ils soient bien cuits. Garnissez de fruits secs.
- **Conseils et astuces** : Ajoutez une cuillère à soupe de graines de lin moulues pour augmenter la teneur en fibres. Vous pouvez également ajouter des tranches de banane ou de pomme pour plus de douceur.

Déjeuner : Wrap végétarien :

- **Ingrédients :** 1 tortilla de blé entier, houmous, légumes grillés (aubergines, poivrons, courgettes), épinards frais, tomates séchées, feta émiettée.
- **Préparation :** Étalez une couche de houmous sur la tortilla, puis ajoutez les légumes grillés, les épinards frais, les tomates séchées et la feta. Enroulez le wrap et dégustez.
- **Conseils et astuces :** Ajoutez des olives noires tranchées ou des câpres pour une saveur méditerranéenne. Vous pouvez également ajouter un filet de vinaigrette légère pour plus de goût.

Dîner : Saumon en papillote avec légumes :

- **Ingrédients :** 1 filet de saumon, légumes mélangés (brocoli, carottes, oignons), jus de citron, huile d'olive, herbes de Provence, sel et poivre.
- **Préparation :** Préchauffez votre four. Disposez le filet de saumon et les légumes sur une feuille de papier d'aluminium. Arrosez de jus de citron, d'huile d'olive et saupoudrez d'herbes de Provence, de sel et de poivre. Fermez la papillote et faites cuire au four jusqu'à ce que le saumon soit cuit et les légumes tendres.
- **Conseils et astuces :** Ajoutez des rondelles de citron sur le saumon pour une saveur rafraîchissante. Servez avec une portion de quinoa ou de riz basmati pour accompagner.

Jour 6 :

Petit-déjeuner : Omelette aux légumes :

- **Ingrédients :** 2 œufs, légumes de votre choix (poivrons, épinards, champignons), oignon émincé, fromage râpé, sel et poivre.
- **Préparation :** Battez les œufs dans un bol et ajoutez les légumes et l'oignon émincé. Faites cuire l'omelette dans une poêle antiadhésive jusqu'à ce qu'elle soit bien cuite. Saupoudrez de fromage râpé et assaisonnez avec du sel et du poivre.
- **Conseils et astuces :** Ajoutez des herbes fraîches comme le persil ou la ciboulette pour plus de saveur. Servez avec une tranche de pain complet grillé.

Déjeuner : Salade de lentilles et de poulet :

- **Ingrédients :** 1 tasse de lentilles cuites, poitrine de poulet grillée en dés, concombre en dés, tomates cerises, olives noires, jus de citron, huile d'olive, sel et poivre.

- **Préparation** : Dans un bol, mélangez les lentilles cuites, le poulet grillé, le concombre, les tomates cerises et les olives noires. Assaisonnez avec du jus de citron, de l'huile d'olive, du sel et du poivre.
- **Conseils et astuces** : Ajoutez des feuilles de basilic frais ou de la coriandre pour une saveur herbacée. Vous pouvez également ajouter des graines de tournesol pour plus de croquant.

Dîner : Poêlée de crevettes aux légumes :

- **Ingrédients** : 1 tasse de crevettes décortiquées et cuites, légumes mélangés (poivrons, courgettes, oignons), sauce soja réduite en sel, huile de sésame, gingembre râpé, sel et poivre.
- **Préparation** : Dans une poêle, faites sauter les légumes avec un peu d'huile de sésame et de gingembre râpé. Ajoutez les crevettes et faites cuire jusqu'à ce qu'elles soient bien chaudes. Assaisonnez avec de la sauce soja réduite en sel, du sel et du poivre.
- **Conseils et astuces** : Ajoutez une pincée de piment rouge broyé pour plus de piquant. Servez avec du riz basmati ou des nouilles soba pour accompagner.

Jour 7 :

Petit-déjeuner : Pancakes à la banane :

- **Ingrédients** : 1 banane écrasée, 1 œuf, 1/2 tasse de farine d'avoine, 1/2 cuillère à café de levure chimique, 1/2 cuillère à café de cannelle, sirop d'érable.
- **Préparation** : Dans un bol, mélangez la banane écrasée, l'œuf, la farine d'avoine, la levure chimique et la cannelle jusqu'à obtenir une pâte homogène. Faites cuire les pancakes dans une poêle antiadhésive. Servez avec du sirop d'érable.
- **Conseils et astuces** : Ajoutez des noix concassées ou des pépites de chocolat à la pâte pour plus de gourmandise. Accompagnez les pancakes de fruits frais.

Déjeuner : Wrap au saumon fumé :

- **Ingrédients** : 1 tortilla de blé entier, saumon fumé, fromage à la crème allégé, concombre en tranches, salade verte.
- **Préparation** : Étalez une couche de fromage à la crème sur la tortilla, puis ajoutez des tranches de saumon fumé, des tranches de concombre et de la salade verte. Enroulez le wrap et coupez-le en deux.
- **Conseils et astuces** : Ajoutez des câpres ou des tranches d'oignon rouge pour plus de saveur. Servez avec une salade de fruits frais.

Dîner : Filet de poulet grillé avec ratatouille :

- **Ingrédients :** 1 filet de poulet grillé, légumes de ratatouille (aubergines, courgettes, poivrons, tomates), huile d'olive, herbes de Provence, sel et poivre.
- **Préparation :** Faites griller le filet de poulet jusqu'à ce qu'il soit bien cuit. Dans une poêle, faites sauter les légumes de ratatouille avec de l'huile d'olive, des herbes de Provence, du sel et du poivre jusqu'à ce qu'ils soient tendres. Servez le poulet avec la ratatouille.
- **Conseils et astuces :** Ajoutez des olives noires ou des feuilles de basilic pour une saveur méditerranéenne. Accompagnez le repas de quinoa ou de pommes de terre cuites au four.

N'hésitez pas à ajuster les recettes en fonction de vos préférences et de vos besoins nutritionnels. Ces suggestions vous donnent une base pour créer un régime alimentaire aphrodisiaque varié et équilibré. Veillez à consommer également d'autres aliments nutritifs et à maintenir une hydratation adéquate tout au long de la journée.

Conclusion

En conclusion, ce livre a exploré de manière approfondie la libido féminine et son impact sur le bien-être sexuel. En comprenant les différents aspects de la libido, tant sur le plan physiologique que psychologique, les lecteurs ont pu acquérir des connaissances précieuses pour améliorer leur vie sexuelle et leur épanouissement personnel.

Nous avons démystifié les idées fausses courantes sur la libido féminine, permettant ainsi aux lecteurs de démêler les informations erronées et de mieux comprendre leur propre sexualité. En examinant les différentes étapes du processus psychologique du désir, nous avons fourni un aperçu détaillé des facteurs qui influencent la libido.

Les troubles du désir sexuel ont également été abordés, offrant des informations utiles sur les problèmes potentiels et les moyens de les surmonter. L'auto-évaluation de la libido et des principales préoccupations a permis aux lecteurs de réfléchir de manière critique à leur propre sexualité et de prendre des mesures pour améliorer leur vie intime.

Dans la seconde partie de ce livre, nous nous sommes concentrés sur les facteurs psychologiques et relationnels qui peuvent affecter la libido. Des conseils pratiques ont été fournis pour gérer le stress, l'anxiété, la dépression et les conflits relationnels, permettant ainsi aux lecteurs de surmonter ces obstacles et de retrouver une connexion émotionnelle et sexuelle épanouissante.

Ensuite, nous avons exploré différentes approches et techniques pour stimuler la libido, en mettant l'accent à la fois sur les aspects physiques et psychologiques. Des conseils ont été donnés pour améliorer le sommeil, la communication avec le partenaire, et pour introduire de la variété et de l'intimité dans la relation.

Enfin, nous avons abordé l'importance de l'alimentation et de la nutrition pour une libido saine. Les lecteurs ont découvert les nutriments et les aliments bénéfiques, ainsi que ceux qui peuvent inhiber la libido. Un régime alimentaire aphrodisiaque pour une semaine a également été proposé, offrant des idées concrètes pour soutenir une vie sexuelle épanouissante.

En somme, ce livre fournit des informations complètes et pratiques pour comprendre et améliorer la libido féminine. Que vous cherchiez à surmonter des obstacles, à approfondir l'intimité avec votre partenaire ou à explorer des techniques stimulantes, ce livre vous guidera sur la voie de l'épanouissement sexuel et du bien-être personnel.

Sources et références

1. Brotto, L. A. (2010). The DSM diagnostic criteria for hypoactive sexual desire disorder in women. Archives of Sexual Behavior, 39(2), 221-239.

2. Basson, R. (2001). Female sexual response: the role of drugs in the management of sexual dysfunction. Obstetrics and Gynecology, 98(2), 350-353.

3. McCabe, M. P., Sharlip, I. D., Lewis, R., Atalla, E., Balon, R., Fisher, A. D., ... & Incrocci, L. (2016). Risk factors for sexual dysfunction among women and men: a consensus statement from the Fourth International Consultation on Sexual Medicine 2015. The Journal of Sexual Medicine, 13(2), 153-167.

4. Rosen, R. C., Brown, C., Heiman, J., Leiblum, S., Meston, C., Shabsigh, R., ... & D'Agostino Jr, R. (2000). The Female Sexual Function Index (FSFI): a multidimensional self-report instrument for the assessment of female sexual function. Journal of Sex & Marital Therapy, 26(2), 191-208.

5. Tiefer, L. (2006). Female sexual dysfunction: a case study of disease mongering and activist resistance. PLoS Medicine, 3(4), e178.

6. West, S. L., D'Aloisio, A. A., Agans, R. P., Kalsbeek, W. D., Borisov, N. N., Thorp Jr, J. M., & Wing, D. A. (2008). Prevalence of low sexual desire and hypoactive sexual desire disorder in a nationally representative sample of US women. Archives of Internal Medicine, 168(13), 1441-1449.

7. Goldstein, I., Kim, N. N., Clayton, A. H., DeRogatis, L. R., Giraldi, A., Parish, S. J., ... & Kingsberg, S. A. (2017). Hypoactive sexual desire disorder: International Society for the Study of Women's Sexual Health (ISSWSH) expert consensus panel review. Mayo Clinic Proceedings, 92(1), 114-128.

8. American Psychiatric Association. (2013). Diagnostic and statistical manual of mental disorders (5th ed.). Arlington, VA: American Psychiatric Publishing.

9. Bitzer, J., Giraldi, A., & Pfaus, J. (Eds.). (2021). Textbook of Female Sexual Function and Dysfunction: Diagnosis and Treatment. Cham, Switzerland: Springer.

10. Kingsberg, S. A., & Janata, J. W. (2009). Female sexual disorders: assessment, diagnosis, and treatment. Urologic Clinics of North America, 36(4), 545-552.